BCGの闇

―医学界が隠し続ける真実―

美馬 聰昭

東京図書出版

この小冊子を読んでくださる方へ

『結核予防接種に関する報告書』（１９４３年財団法人結核予防会発行）の実験動物はモルモットではなく、人間です。その根拠を述べておきます。

１　報告書の第2表、これだけはモルモットのＢＣＧについての反応です。接種局所および局所リンパ腺変化は、ＢＣＧ１㎎以上でしか変化はおきません。

２　第３表（ロ）ではＢＣＧ皮下接種局所の病変は、１㎎未満でも反応し、硬結や潰瘍が出現しこの動物の皮膚の感度はモルモットの１００倍でした。被験者は人間と考えられ、経過を7〜40日までみていますが最初１２９人いたものが90人に減少しています。39人が脱走しています。

３　第３表（ハ）ではＢＣＧ皮下接種6週後の解剖成績をみていますが1㎎未満で局所に潰瘍ができ、０・０１㎎のＢＣＧ接種でツベルクリン反応陽性になります。実験動物はモルモットの１００倍の感度があり、人間である証しです。

4

第５表の工場№18、№19の定数は５４４人でＢＣＧの未接種者とＢＣＧ既接種者、全員に結核菌を感染させて結核の発病率をみたものです。ＢＣＧ未接種者の発病率は約12％でした。№19でＢＣＧ未接種者と既接種者が不一致なのは工場からの脱走事件のためです。工場とは隠語で人体実験場のことです。

5

ツベルクリン反応の基準は１６３２人の工場の養成工に、実施され作られました。そのうち２０００倍希釈ツベルクリン反応はA工場＋B工場＝１１５３人、１０００倍希釈ツベルクリン反応はＢ工場の４７６人に行われています。『結核予防接種に関する報告書』の結核発病率の観察に使われたのは、工場従業員１０８８人です。したがって工場は５４４人の収容所、３ヶ所からなっていたと推定できます。

6

付図（ヒストグラム）
ヒストグラムは解剖結果をまとめて棒グラフにしたもので、結核菌の投与法を書いていないものは静脈注射による投与です。ヒトの静脈注射の致死量は０・１㎎、３ヶ月で、モルモットの致死量は静脈注射で０・００１mg、１〜２ヶ月です。『報告書』の29〜53頁のヒストグラム一覧は天竺鼠（モルモット）と書かれていますが全て人間です。掲載されているヒストグラムの総数は２６６２人です。この『結核予防接種に関する報告書』での総殺害者数は４９４１人です。

ＢＣＧの闇

――医学界が隠し続ける真実――

◇

目次

一、はじめに

ひと昔前まで、予防接種は集団接種で針や注射器を取り替えずに行われていました。そのため、集団予防接種を受けた子どもたちはB型肝炎ウイルスに感染し、持続感染者になりました。そして、彼らは20～30代になってから慢性肝炎を発症し、その後肝硬変や肝がんに進行するケースもありました。

私たちはB型肝炎の疫学調査をもとに、1989（平成元）年6月30日に5人の原告を立てて札幌地裁に国の賠償を求める訴訟を起こしました。最初は世間の理解が得られず、注目されなかったこの問題も、20年の歳月をかけて2009（平成21）年6月16日に最高裁で完全に勝訴することができました。

現在では、法律事務所が肝炎訴訟への参加をテレビで呼びかける時代となっています。集団予防接種のなかでも、BCGワクチンがB型肝炎の感染に最も影響を与えました（表1）。BCG接種は1942年に開始され、現在も結核の予防接種として行われています。訴訟が始まってから、BCG接種に関連する文献を必死に探したところ、保健婦の教科書に『結核予防接種に関する報告書』という文献が引用されていることを発見しました。早速、1993年8月に札幌医大の図書館からこの報告書を取り寄せました（表2）。

報告書は、1943年に財団法人結核予防会から発行されたもので、日本学術振興会第8小（結核予防）委員会作成によるものでした。報告書は旧漢字で書かれていましたが、「海猽《かいめい》（モルモット）」や「斃死《へいし》（野垂れ死にする）」などの旧漢字が理解できれば、この小冊子はすぐ結核の人体実験集であることがわかります。ところが、全貌が明らかになるまでに30年かかりました。それは「ツベルクリン反応検査方法に就いて（第1報、第2報）」と『結核予防接種に関する報告書』が関連論文だと気づくのが遅れたためです。長くかかりましたが謎を解くことができました。

この謎を解くキーワードは「工場」でした。「工場」とは人体実験場のことで、工場には1632人が収容されていました。彼らはツベルクリン反応、解剖によるBCGの効果判定、結核の発病率の研究を行い、収容者すべてが結核菌に感染しても、結核発病率は約1割であるという現在に通じるデータを出しています。

すべての731部隊研究家の研究では、1931年から1937年までの間が空白となっています。しかし1931年から結核予防の研究を始めたと『陸軍軍医学校五十年史』（152頁、2~5行目）には書いてあります。731部隊研究家は『五十年史』を

一、はじめに

（表１）ツ反・BCGは予防接種者総数の５割

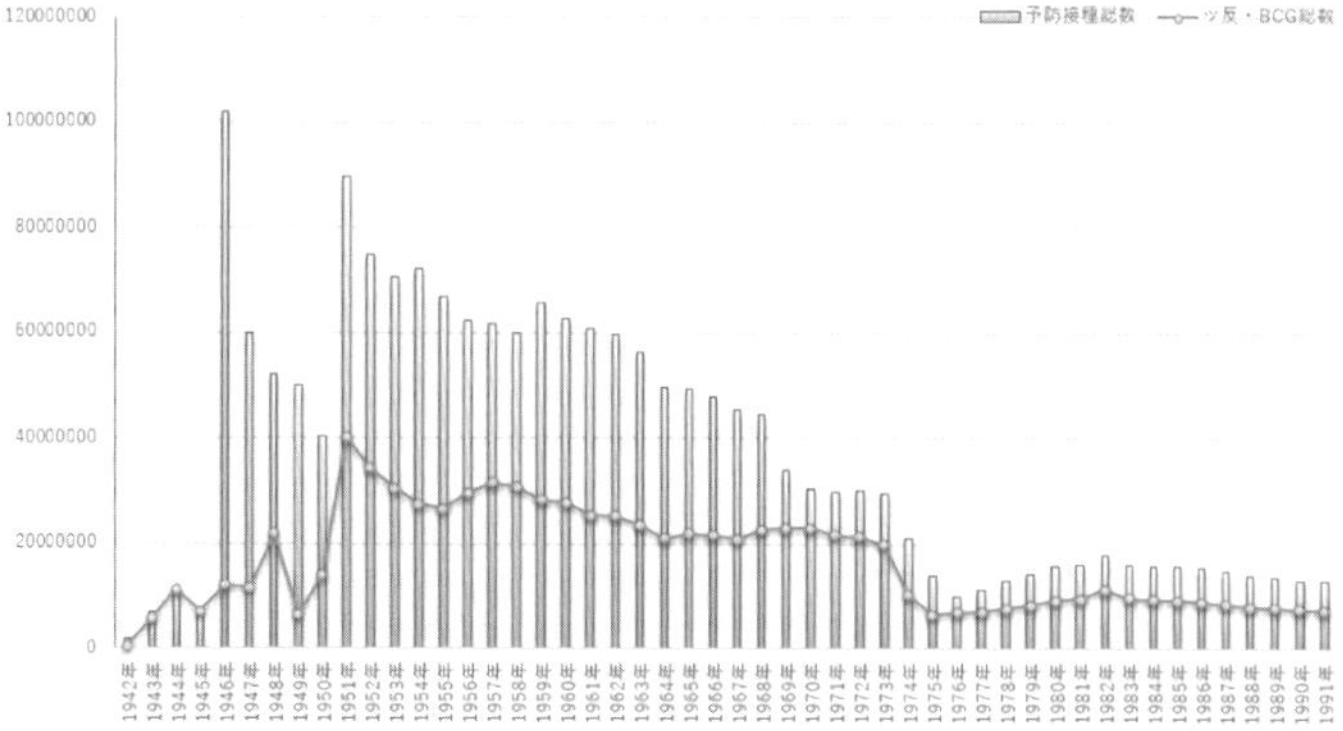

（B型肝炎訴訟原告作成：最終準備書面、1998）

（表２）『結核予防接種に関する報告書』

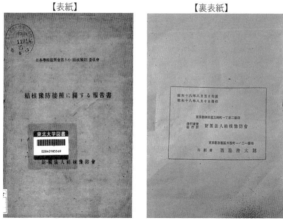

【表紙】

【裏表紙】

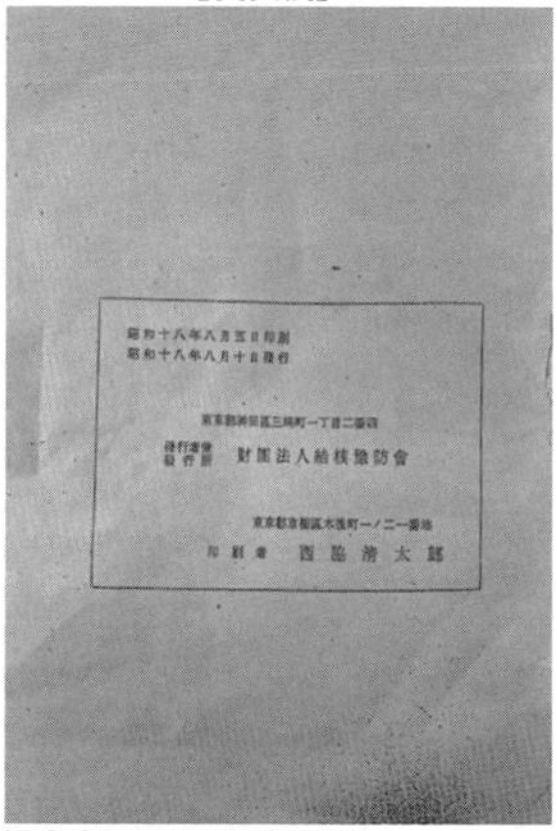

『結核予防接種に関する報告書』53頁,50部発行

日本学術振興会第８小委員会（結核予防会、1943）

読んでいないのか、読んでいても理解できなかったのか、いずれにしても歴史の重大な見落としをしています。

二、1931年から1937年の人体実験

『陸軍医学校五十年史』の「1931年の状況報告、第4研究」のなかに紛れて「防疫学教室および防疫部においては、軍隊における結核予防、予防接種の免疫効果および諸種免疫法の効果比較研究に努めると共に作業の合理化による能率増進、経費節減に関し調査研究しつつあり。しかして結核予防に就いてはいわゆる免疫性付与および結核患者の早期発見に関し、諸種免疫に就いてはいわゆる経口免疫法に関し共に着々と研究をすすめると共に、培養および培養方法の改良により、生産能率の増進および価格低減に関し漸次所望の域に達せんとしつつあり（これは1931年から防疫学教室および防疫部で結核予防の研究が始まったことを意味します）」とあります。

石井四郎は1920（大正9）年京都大学医学部卒業後、幹部候補生として陸軍に入っています。1930（昭和5）年から軍医学校教官となります。結核予防の研究は1931年にはじまり、担当していたのは防疫学教室の石井四郎で、この秘密部隊は「東郷部隊」とも言います。1932年の8月には軍医学校内に小泉親彦の協力の下、石井四

郎を主幹とする防疫研究室（防研）を開設しました。1931年からはいわゆる細菌戦ではなく、結核予防の研究が始まったのです。石井四郎の特許（細菌培養缶、濾水器装置）は結核菌やBCGの大量培養及び収容者の給水のために使用しています（表3）。

満州事変後、軍事予算の膨張と戦争推進のための学術研究を図るため天皇からの下賜金《かし》150万円などによって1932年12月28日日本学術振興会（学振）が設立されました。学振の予算は結核予防の実験のため湯水のように使われました。

遠藤三郎の『日中十五年戦争と私』によれば「1932（昭和7）年私が関東軍作戦主任参謀として満州（現東北）に赴任した時、前任の石原莞爾大佐から極秘裡に石井軍医正に細菌戦の研究を命じておるから面倒を見てほしいとの依頼を受けました。寸暇を得てその研究所を視察しましたが、その研究所はハルピン、吉林《ちーりん》の中間、ハルピン寄りの背蔭河《はいいんが》という寒村にありました。高い土塀に囲まれた相当大きな醤油製造所を改造した所でここに勤務している軍医以下全員が匿名であり、外部との通信も許されぬ気の毒なものでした。部隊名は『東郷部隊』と言っておりました。被験者を一人一人厳重な檻《おり》に監禁し各種病原菌を生体に植え付けて病勢の検査をしておりました。その実験に供されるものはハルピンの死刑因とのことでありましたが、如何に死刑因とはいえ国防とのためとは申せ見るに忍びない残忍なものでありました。死亡したものは電気炉で跡形もなく焼くとのことでし

（表３）石井四郎の特許

図9　濾水器用応急停止装置（特許第一〇三五四八號）

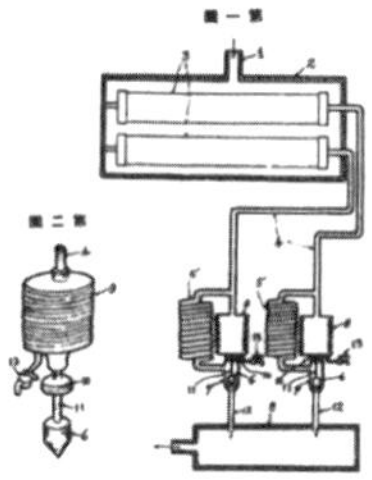

図10　細菌培養缶（1）（特許第一〇〇六一五號）

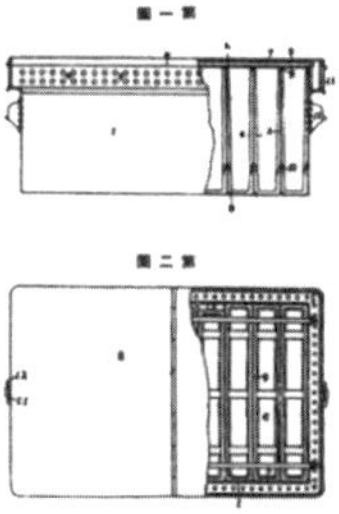

図11　細菌培養缶（2）

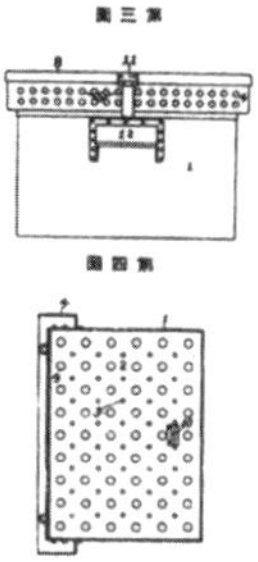

1933（昭和８）年
11月４日特許

1933（昭和８）年
４月17日特許

1931年当時の背蔭河周辺地図

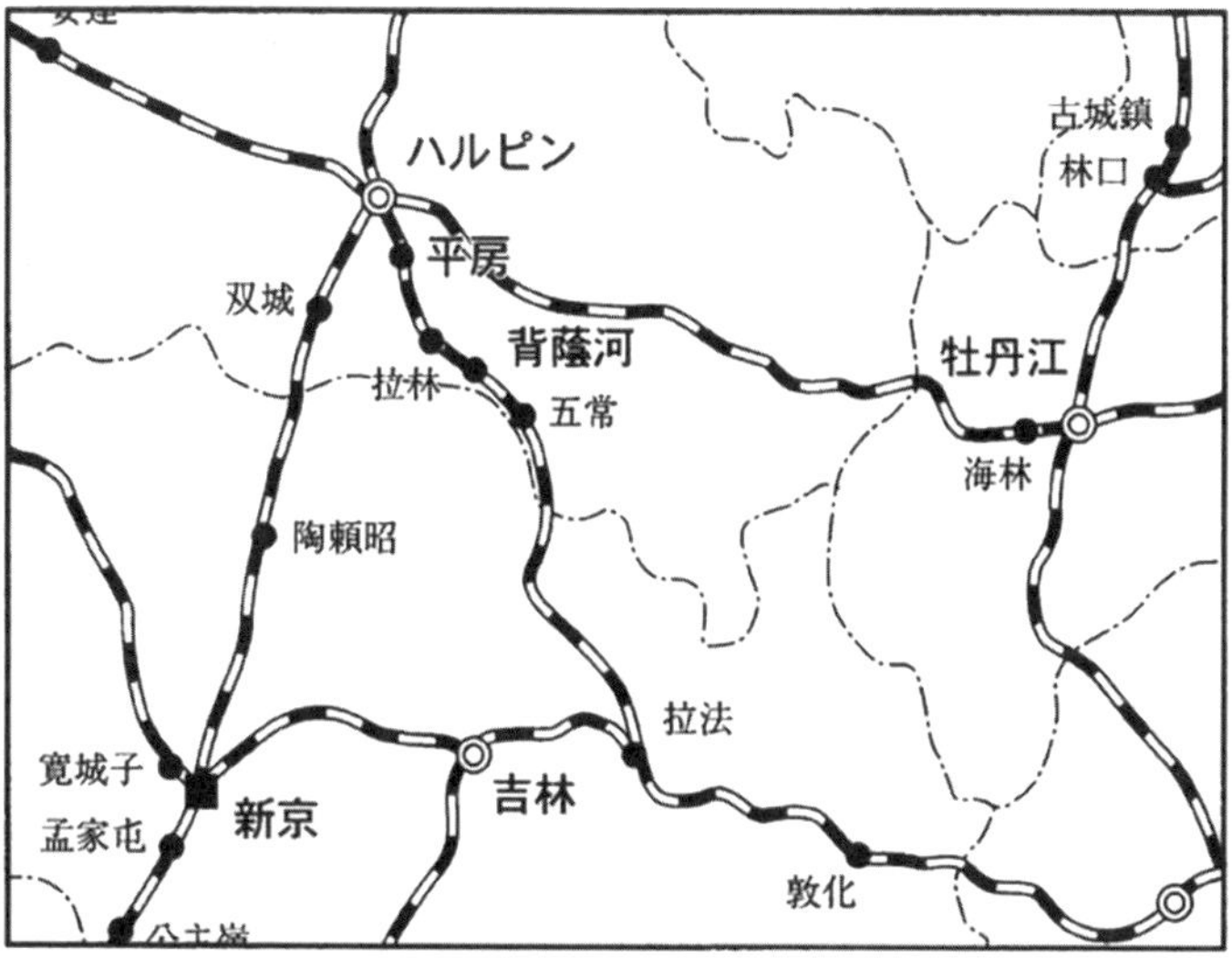

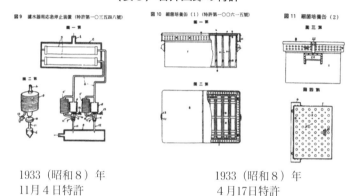

た」。『陸軍軍医学校五十年史』と『日中十五年戦争と私』で明らかなように１９３１年から背陰河で人体実験が行われていました。どのような実験を行っていたかの詳細はまだ明らかにされていません。

三、農村のツベルクリン反応（第１報）

1 二つのツベルクリン反応検査論文で混乱

ツベルクリン反応検査は結核感染の有無を調べるための検査方法です。過去の論文には二つあり、一つは１９４０年に農村の疫学調査で行ったものと、もう一つは翌１９４１年の工場で行った青年の検査報告です。二つとも検査方法は同じで患者の左腕の前腕内側に結核菌（青山Ｂ株）の培養から作った２０００倍希釈ツベルクリン液を０・１cc皮内注射し、右腕には結核菌の培養液である２０００倍希釈グリセリンブイヨンを対照液として０・１cc皮内注射します。両液注入直後は８～９㎜の丘状の高まりができます。

注射48時間後の判定では発赤、硬結、水泡、壊死、出血、浮腫などの症状がでます。計測の個人差では、浮腫が最も大きく発赤が最も小さいことが農村の調査でわかりました。以降判定は発赤を使うようになりました。二つ目の論文でも48時間後判定で、測定は発赤で行っています。ただ理解できなかったのはたった1年足らずで、最初のものに比べ二つ目の論文は「素晴らしく綺麗な」ツベルクリン反応曲線になっていることでした。たった1年足らず、農村と工場の違いだけでツベルクリン反応検査が変化するのか想像もできませんでした。もたもたしている間に結核予防の人体実験の解明は遅れに遅れました。

2 疫学調査は辛い仕事

柳澤謙の遺稿集『わが一生の思い出』で彼は次のように述べています。「ツベルクリン反応の疫学調査は辛い仕事であった。」「ツベルクリン反応の研究をしたのは創設したばかりの公衆衛生院に講師として迎えられた1939(昭和14)年の夏のことです。」「1939年の埼玉県富岡村の疫学調査は辛い仕事でした。純農村の農繁期を選んだため、朝の4時に起きて田畑に出る村民を

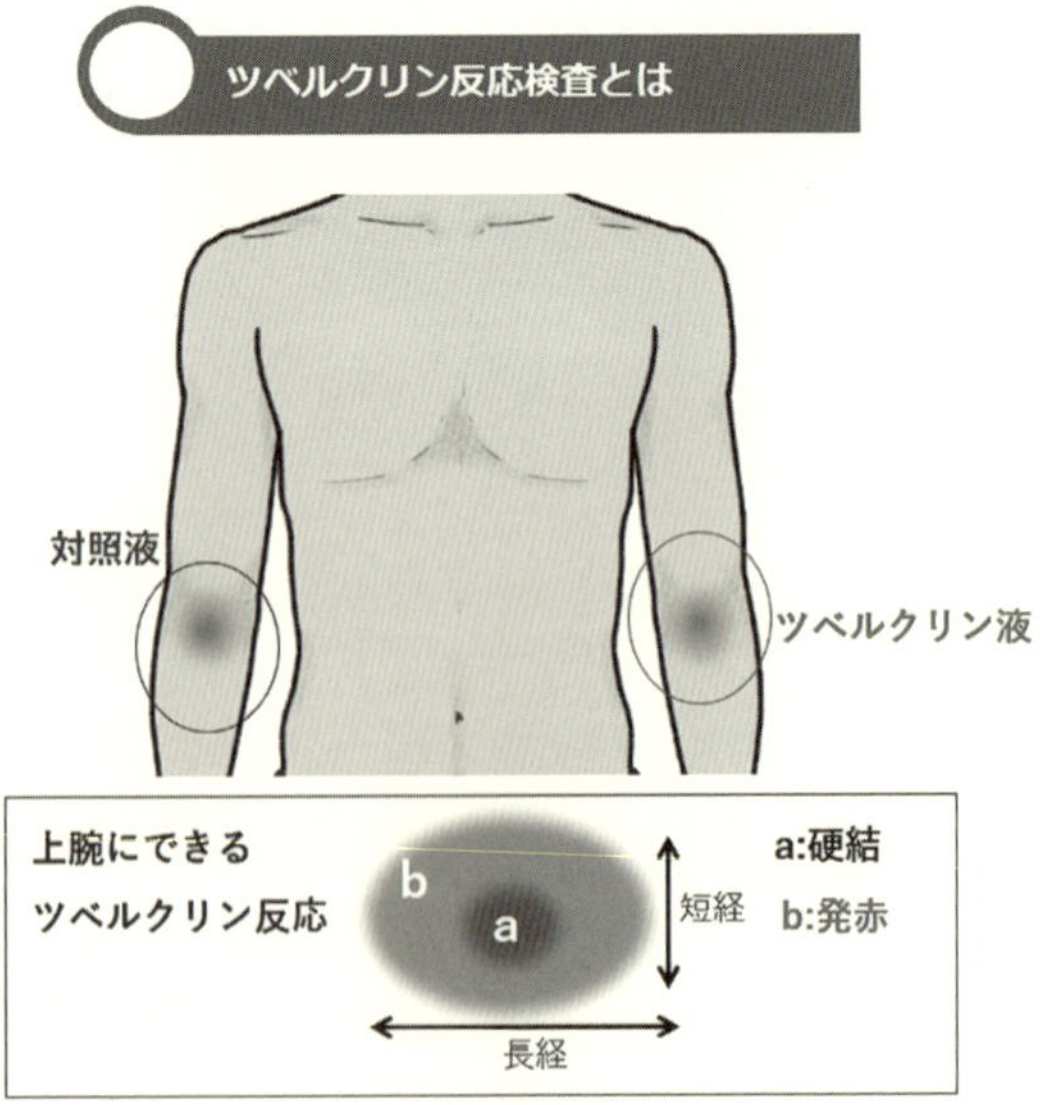

要所要所で引き止めて、ツベルクリン検査をしなければ村民全体の疫学調査にならないからです。受診者は痛い注射などしたくないので、我々の構えている要所を逃れて自分の田畑に行ってしまうのでまだ夜の明けない前から懐中電灯を田畑に通じる畦道に照らして、要所をどうしても通る工夫をしたものである。犯人を追いかける刑事みたいな気分になることもあり、小石や土や泥を投げ掛けられ、えらい目にあったことも再三となくあったことを思い出す。いまなら3、4人いけば4000人くらいは1週間とはかからないで実施できると思うが当時は1ヶ月たらずもかかったのだから驚くほかはない。」

3 農村でのツベルクリン反応

発赤の大きさの度数分布曲線は3㎜のところに第1の峰があり、13〜17㎜のところに第2峰のある双峰《ふたこぶ》曲線です。一方第1峰と第2峰の間に6〜7㎜の谷がありました。これは不思議なくらいどの集団にもみられます。これに反して硬結の度数分布曲線は7〜10㎜のところに峰のある単峰曲線でした。「発赤の第1の山は非特異性、第2の山は特異性と考え、発赤の大きさ10㎜以上はツベルクリン反応陽性、4㎜以下陰性、5〜9㎜疑陽性としました。この時の疫学調査では、第2の山は男性にのみ著明で、女性では著明ではないという結果でした（表４）」。富岡村では第2の山が男性に目立つが、女性には目立たないというデータでした。男性の方が結核に汚染されている結果でした。富岡村の疫学調査のみでツベルクリン反応の判定基準（４㎜陰性、５～９㎜疑陽性、10㎜以上陽性）を決めていますが、おかしなことです。

（表４）発赤及び硬結の大きさの度数分布曲線

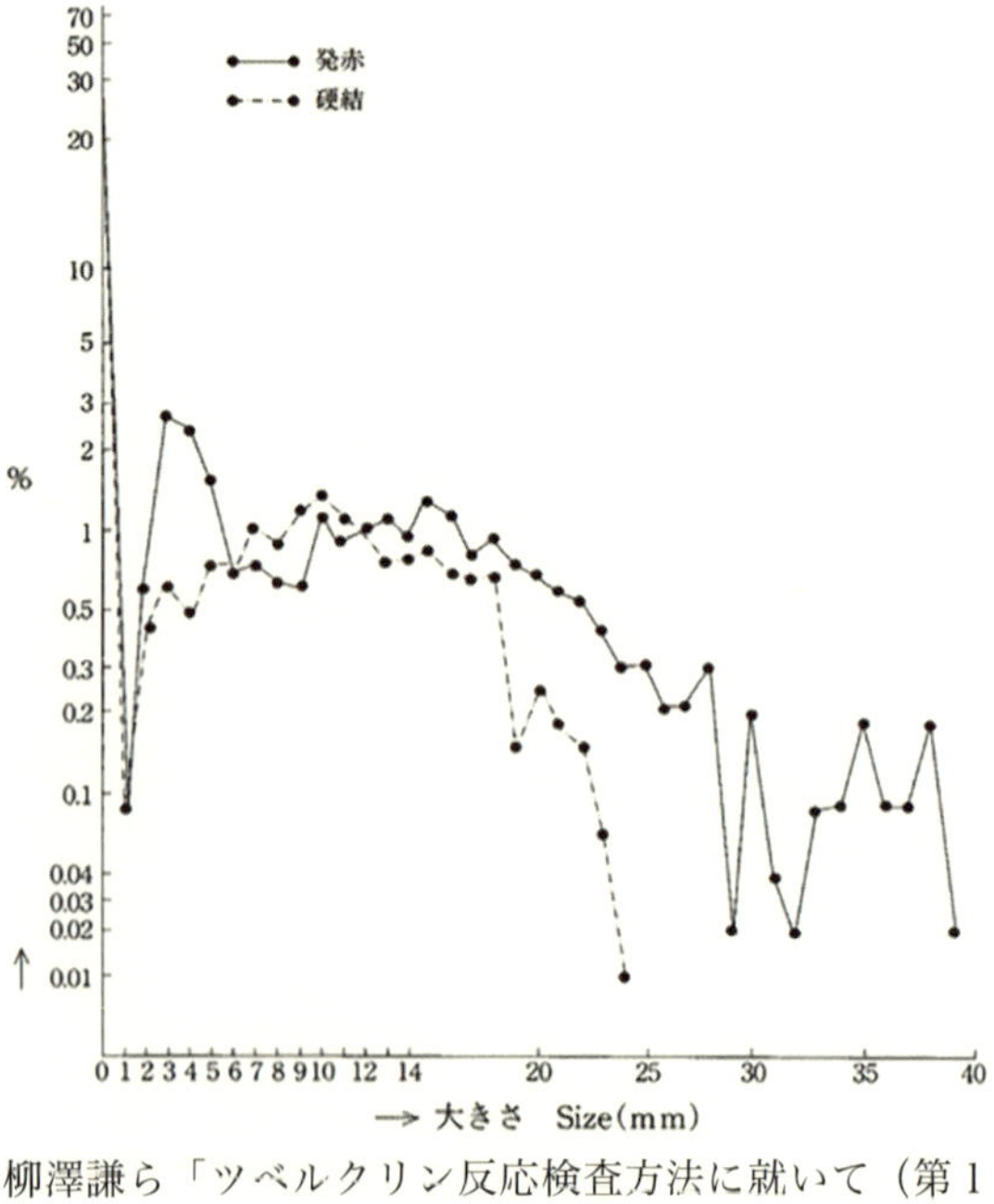

柳澤謙ら「ツベルクリン反応検査方法に就いて（第1報）」（厚生科学1巻、1940）

四、工場のツベルクリン反応（第2報）

1 ツベルクリン反応の謎

「ツベルクリン反応検査方法に就いて（第２報）」は１９４１（昭和16）年に公にされた結核の診断基準です。ツベルクリン反応の第１報と比較して非常に洗練されており芸術的なものです。第１報と同様ツベルクリン反応液は人型結核菌（青山Ｂ株）を培養し加熱滅菌したものです。

また対照液は結核菌の培養液のグリセリンブイヨンです。いずれも伝染病研究所製です。ツベルクリン液は左前腕内側に０・１cc、対照液は右前腕内側に０・１cc皮内注射し、判定は測定誤差の少ない「発赤」で行っています。検査方法は変わらないのに、なぜ第１報と比較して結果がこんなに違うのか？　違うのは東京府のＡ及びＢ工場の養成工が対象なだけです。

対象は工場で働く15～16歳の農村出身の従業員なのです。工場の特定はされていませんでした。ある時東京で講演会があり第2報のスライド作りを娘と検討した時この謎が初めて解けました。

② 15〜16歳の青年は簡単に集まるか？

15〜16歳で被験者となった青年たちは2000倍、1000倍、及び100倍希釈ツベルクリン液（2000倍希釈で9㎜以下のものに実施していますが皮膚に潰瘍がよくできる）、さらに2000倍及び100倍に希釈された対照液0・1ccを皮内注射し、24時間後、48時間後の観察を行っています。

このように種々のツベルクリン液や対照液の検査が何回も行われています。しかし第1報のような苦情は報告されていません。工場の養成工は従順な被験者であることがわかります。

さらに彼らは胸部写真、血液検査で結核を否定された者と考えられます。その上で養成工の約20％は（表5）の如く結核菌を感染させられた人たちと考えれば、第2報のツベルクリン反応検査の結果がよく理解できます。工場は人体実験場の隠語と考えればこの論文は極めてよく理解できます。すべての病気はまず診断基準を作ることにはじまります。したがってこの基準は結核の研究がはじまった１９３１（昭和６）年にできたものと考えられます。

3 ツベルクリン反応は芸術作品のよう

（表６）は２０００倍希釈ツベルクリン反応による発赤の大きさの度数分布曲線です。２０００倍希釈ツベルクリン反応はA及びB工場で24時間後判定では１０３２人、48時間後判定で１１５３人に実施されました。

ツベルクリン反応の判定は48時間後に行われることになっています。48時間後判定では３～４㎜に第１の峰、

（表５）2000倍希釈ツベルクリン液による24時間後と48時間後の発赤の大きさの関係

		24時間観察に於ける発赤の大きさ (mm)						
		0	1-4	5-9	10-14	15-19	20 →	計 Total
48時間観察に於ける発赤の大きさ (mm)	0	95	280	53	4	1	1	434 47.2%
	1-4	19	186	34	1	1	1	243 26.4%
	5-9	3	27	15	3	—	—	48 5.1%
	10-14	1	6	11	50	7	—	75 8.3%
	15-19	—	—	3	26	35	12	76 8.3%
	20 →	—	—	—	—	18	26	44 4.8%
	計 Total	118 12.8%	499 54.3%	116 12.6%	84 9.1%	62 6.8%	40 4.4%	919

20.3%

柳澤謙ら「ツベルクリン反応検査方法に就いて（第２報）」（厚生科学２巻、1941）

7～8㎜に谷、11～20㎜に第2の峰を有する双峰《ふたこぶ》曲線を呈しています。

　24時間後に9㎜以下のものは48時間後にはその半数は消失します。10㎜以上の発赤は48時間後には大きさを増す傾向がありました(表6)。つまり工場のツベルクリン反応は非特異曲線と特異曲線の合成曲線からなっているのが理解できます。第1の峰には結核菌が投与されていない被験者が集まり、第2の峰には結核菌を投与された被験者が集中していることがわかります。ツベルクリン反応の判定は48時間判定と当時から決まっていましたので、2000倍希釈ツベルクリン反応検査を受けた被験者はA工場＋B工場＝1153

(表6) 2000倍希釈ツベルクリン液による発赤の大きさの度数分布曲線

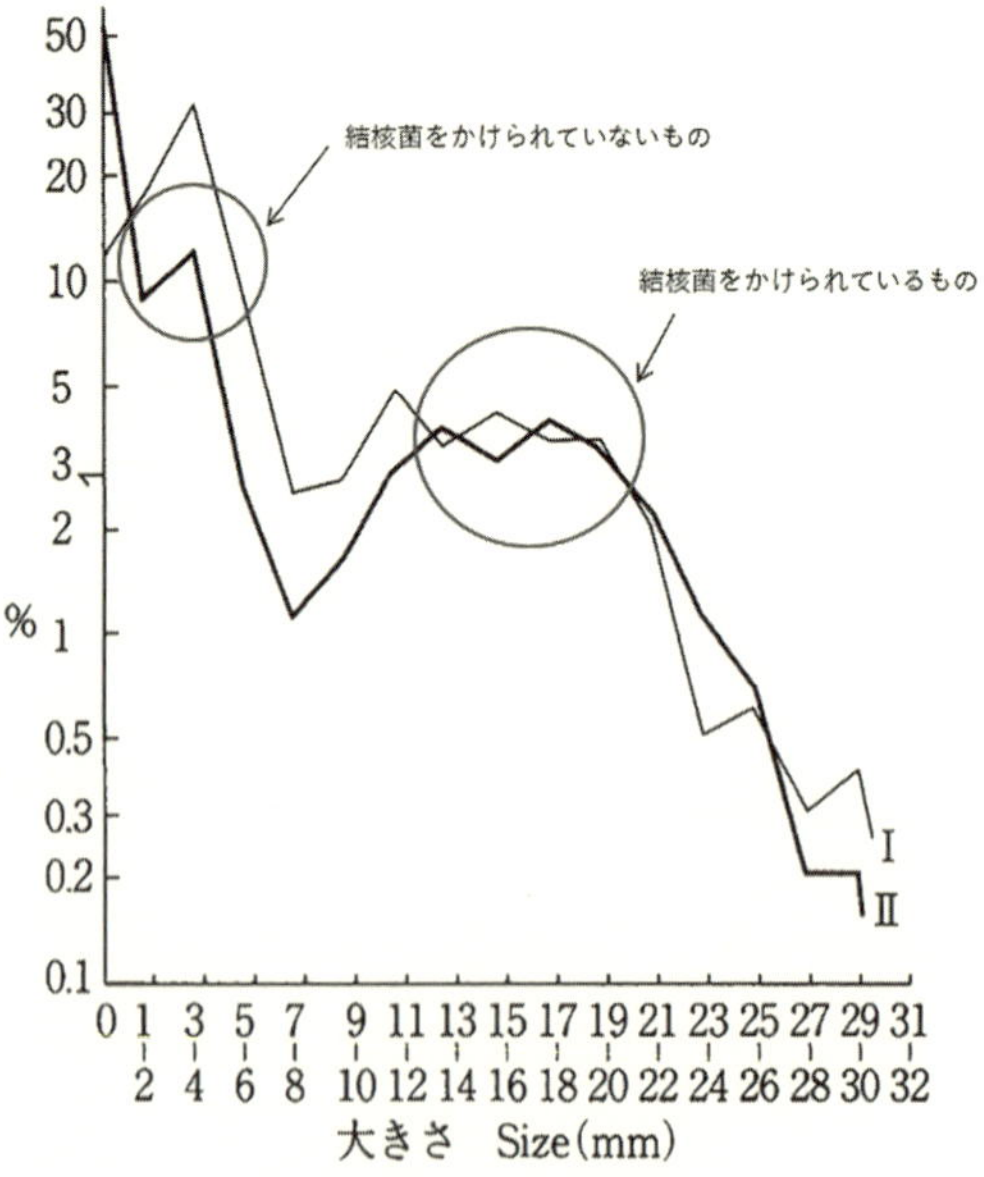

柳澤謙ら「ツベルクリン反応検査方法に就いて(第2報)」(厚生科学2巻、1941)

人です。

4 小林義雄への最後の言葉

1000倍希釈ツベルクリン反応はB工場の養成工に、24時間後判定したものは371人、48時間後判定したものは479人です。1000倍希釈ツベルクリン反応の発赤の大きさの度数分布曲線は48時間後の第1の峰は5～6mmで、11～14mmに谷があり、第2の峰は19～24mmの範囲に存在しています。

(表7) 1000倍希釈ツベルクリン液による発赤の大きさの度数分布曲線

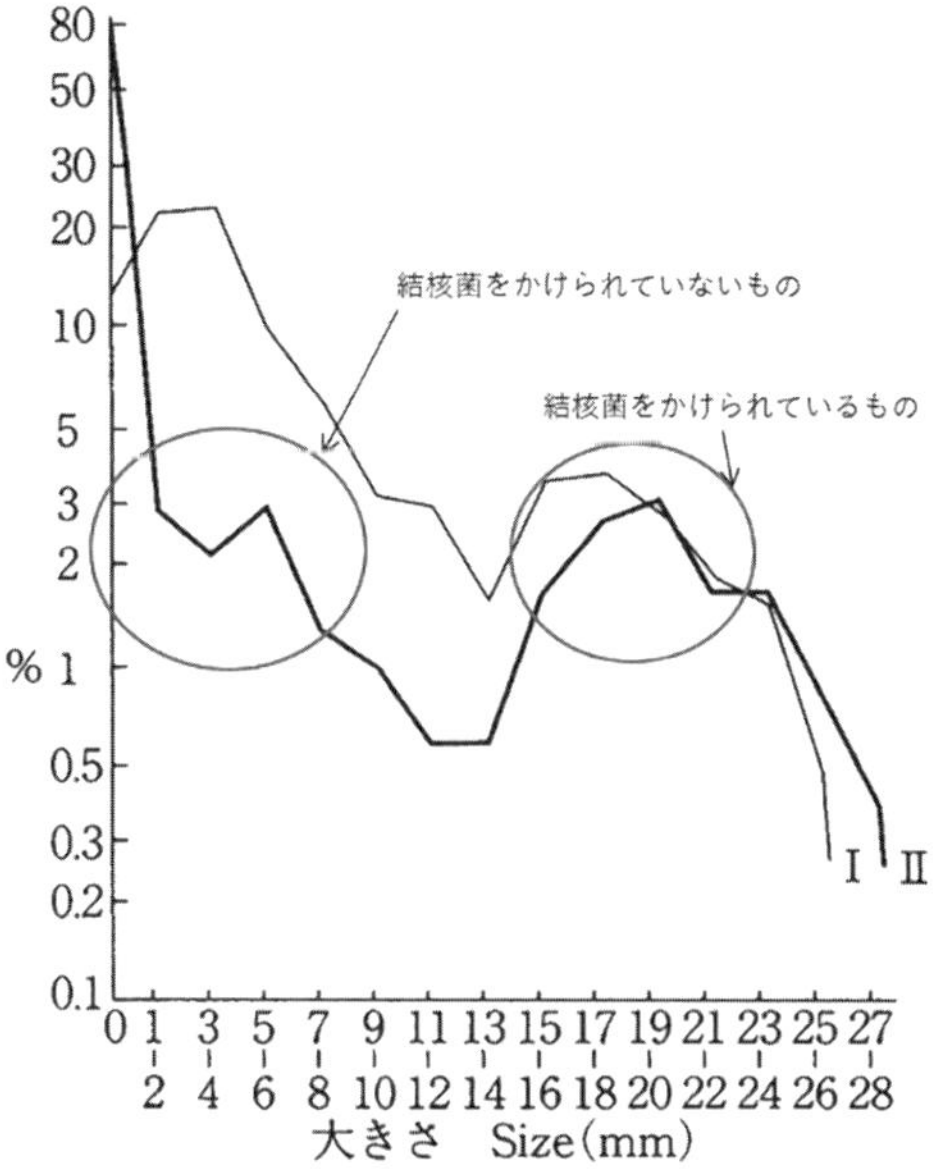

柳澤謙ら「ツベルクリン反応検査方法に就いて(第2報)」(厚生科学2巻、1941)

2000倍希釈のものと明らかに違い、谷及び双峰《ふたこぶ》曲線の第2の峰が右によっています（表7）。また2000倍希釈ツベルクリン液の場合と同様24時間後において弱反応する場合は48時間後消失する傾向にあります。48時間後判定では479人でした。

1000倍希釈の詳細まで、完成していないのは1000倍希釈のツベクリン反応を担当していた小林義雄（東大、1917年卒）が事故死したためと思われます。彼は1000倍希釈のツベルクリン反応で1926（大正15）年結核性胸膜炎の発病時、突然ツベルクリン反応が強陽性になることを発見しています。

5 2000倍希釈ツベルクリン反応液と2000倍希釈対照液との関係

結核菌を投与したツベルクリン反応では対照液とよく反応します。しかし対照液はツベルクリン反応の強さとは無関係です。対照液はツベルクリン液と発赤7～8㎜の部分で綺麗に分離することがわかります（表8）。しかし柳澤謙によれば「第1報の農村の調査時には対照液の反応は48時間後判定では3364例中44例、1・31％しか反応しないものでした。ツベルクリン反応と対照液の両反応の現れた例に就いて両反応の強さをみるとツベルクリン反応の方が対照液より強く表れているものが44例中32例、同等の強さのものが

12例です」。いずれにしても戦後はツベルクリン反応と同時に対照液による検査はしなくなりました。

6 被験者はマルタではなくモルモット

工場の被験者は通称「モルモット」と呼ばれ番号で管理されていました。当然結核菌投与の有無は一人一人が明らかになっています。

１０００倍希釈ツベルクリン反応検査の診断基準は作成できなかったので、わが国では２０００倍希釈ツベルクリン反応の基準が採用されました。これは結核菌の感染の有無と２０００倍

（表８）希釈ツベルクリン液による発赤の大きさの度数分布曲線と同一希釈対照液による発赤の大きさの度数分布曲線の比較

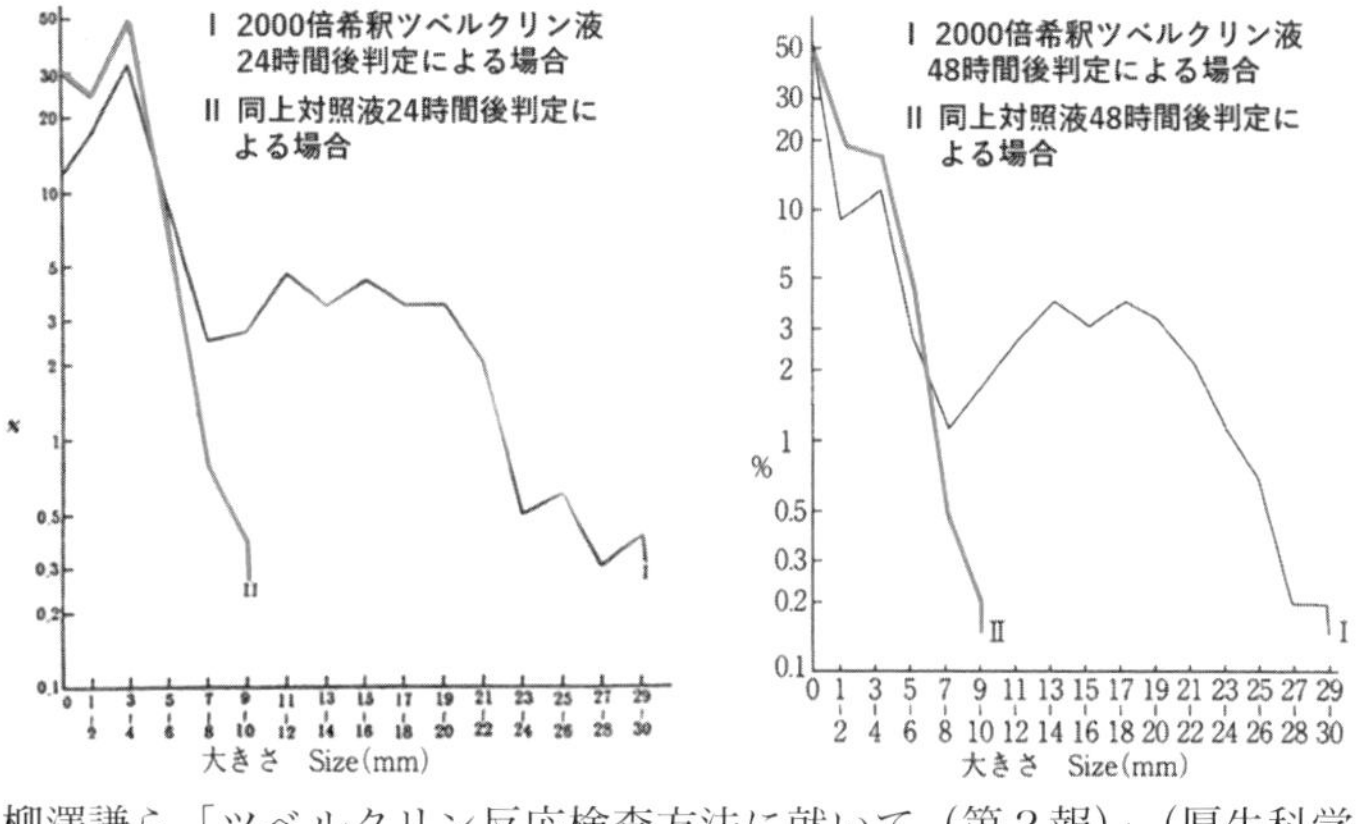

柳澤謙ら「ツベルクリン反応検査方法に就いて（第２報）」（厚生科学２巻、1941）

希釈ツベルクリン反応&対照液を参考にして作られたものです（表9）。48時間後の判定4㎜以下を陰性、5～9㎜を疑陽性、10㎜以上を陽性としました。

　特異反応曲線（Ⅰ）は結核菌を投与されたにもかかわらずツベルクリン反応が陽性にならなかったものです。

（表９）2000倍希釈ツベルクリン液による発赤の大きさの度数分布曲線の分析

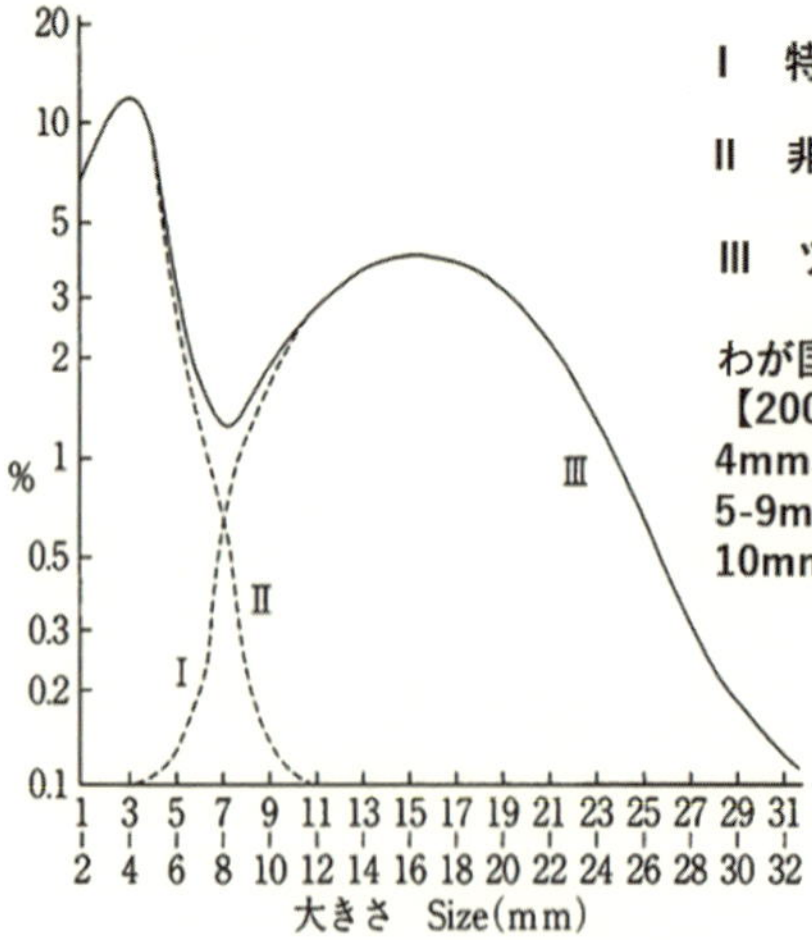

Ⅰ　特異反応曲線

Ⅱ　非特異反応曲線

Ⅲ　ツベルクリン液反応曲線

わが国のツベルクリン反応の基準は
【2000倍希釈】で
4mm以下　陰性
5-9mm　疑陽性
10mm以上 陽性

柳澤謙ら「ツベルクリン反応検査方法に就いて（第２報）」（厚生科学２巻、1941）

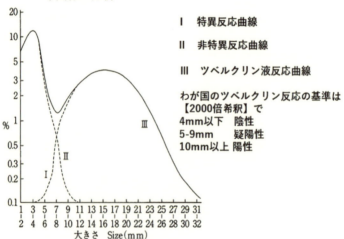

五、工場は３棟から構成

ツベルクリン反応検査、第２報で工場養成工の人数が明らかになりました。

データから人数を数えるとA及びB工場１１５３人（48時間後判定）とB工場４７９人（48時間後判定）の合計１６３２人です。工場の被験者数が確認されたことは大きな進歩でした。さらに工場はA工場とB工場二つの棟から構成されているのかという疑問が生じました。

『結核予防接種に関する報告書』にはＢＣＧ未接種者とＢＣＧ既接種者の結核発病率を検討するために５４４人と５４４人の２棟の工場があることが記載されています（表10）。

さらに柳澤謙の遺稿集『我が一生の思い出』では１９３２年1月からＢＣＧの結核予防効果を見るための解剖がはじまっています。ツベルクリン反応検査を観察するために使用した被験者総数は１６３２人でした。

したがって「ＢＣＧ研究棟」は１６３２人－１０８８人＝５４４人となります。このことから工場は５４４人からなる三つの棟から構成されていたのがわかりました。

（表10）

論文	ツベルクリン反応検査に就いて（第２報）	結核予防接種に関する報告書
発表代表者	柳澤謙	日本学術振興会 第8小委員会
発表時期	1941年	1943年
実験対象	工場養成工	工場従業員
検査した場所	東京府下のA及びB工場	大阪の某工場
対象人数	1632人 A工場＋B工場　1153人 B工場　479人 ※48時間後判定で 解明した人数	1632人 A工場　1088人 B工場　544人 ※A工場は544人収容の2棟

六、柳澤謙の終戦後の行動

柳澤謙らは戦前「工場」ですでに完成していた２０００倍希釈ツベルクリン反応検査の基準を、戦後になり農村で行ったように縦軸の対数目盛りだけの書き換えを行っています。あさはかな限りです（表11）。

彼らにとっても工場は口に出したくない場所だったのでしょう。

（表11）

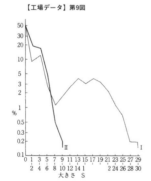

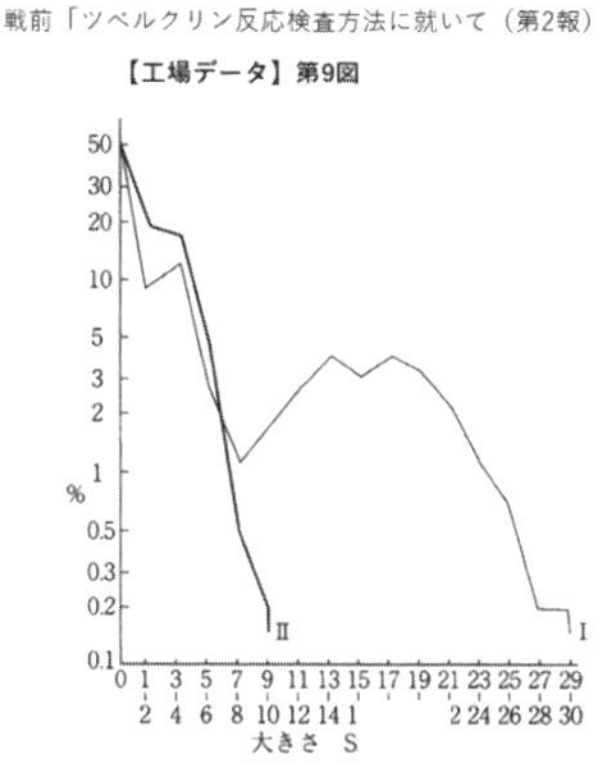

柳澤謙ら「ツベルクリン反応検査方法に就いて（第２報）」（厚生科学２巻、1941）

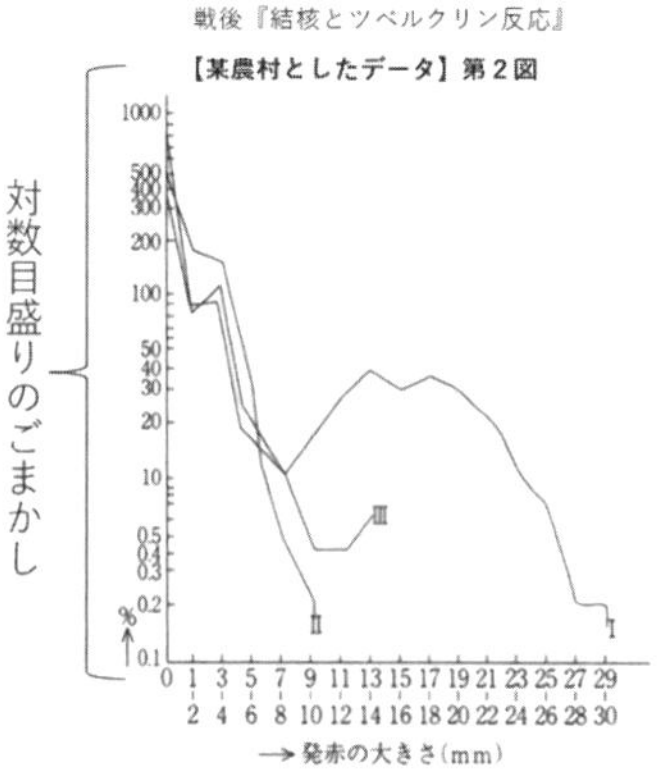

柳澤謙『結核とツベルクリン反応』（日本医書出版、1947）

七、結核菌&ＢＣＧと「ツ反」の関係

１９３１年ツベルクリン反応検査の基準が作られ、その直後から「ツ反陰性者」、「ツ反陽性者」と結核菌やＢＣＧとの関係を検討しています。この実験は７３１部隊の結核班で行ったとされ、１９４７年11月15日「Ｍで実施された実験」として二木秀雄（金沢大、１９３３〈昭和８〉年卒）がアメリカの細菌戦の専門家Ｅ・Ｖ・ヒルの質問に答えています。

①二木班

そもそも二木秀雄の７３１部隊の役割については、西野留美子氏の『七三一部隊のはなし』のインタビュー記事を読むと、二木の仕事は性病の研究が主だったと思われます。

西野氏のインタビューに答えた関係者は、次のように語っています。

「性病の実験というのは菌を注射で植え付けるんだね。梅毒の場合、発病を発見するのが困難なんだよ。潜伏期間は1週間から1ヶ月といっておった。その間、本人には痛みもないし、見た目に症状も現れないわけですよ。ところがだんだん症状はひどくなって体に黒い斑点が出てくるんですよ。ひどいのになると性器が紫色になって膿がでる」「斑点は、内臓や筋肉にもでておってね。黒くなっておった」「わしが解剖した女『マルタ』は六体おった。ロシア女が二体と中国の女が二体、それに蒙古が二体……。性器はホルマリン漬けにしたよ」「二木班は結核の研究もやっておったから、担当の方はわかれておったな。結核の方が、表向きでした。」

２ 報告書の嘘

二木が報告した結核菌の投与方法は気道内感染、静脈注射、皮下注射、皮内注射、経口投与（乾燥人型結核菌）です。この報告書は、結核菌の各種投与法およびＢＣＧの適量を検討したものです。「ツ反」陽性２０９人、「ツ反」陰性２０６人、合計４１５人を対象にしています。

「ツ反」陰性で10・０mg、１・０mgの静脈注射では１ヶ月で致命的となり、０・１mgでは３ヶ月で致死的となりました。人体実験には０・１mg静注のものが多用され、０・１mg静

実験系の検討

投与方法		mg	ツ反陰性者	ツ反陽性者	合計
静脈注射A	BCG／結核菌	10	20人	20人	415人
		1	20人	20人	
		0.1	20人	20人	
		0.01	20人	20人	
		0.001	20人	20人	
静脈注射B	結核菌	10	10人	10人	
		1	10人	10人	
		0.1	10人	10人	
		0.01	10人	10人	
		0.001	10人	10人	
皮下注射（肩甲骨右）	BCG／結核菌	0.1	3人	3人	
		0.01	3人	3人	
		0.001	6人	6人	
		0.0001	6人	6人	
		0.00001	3人	3人	
皮内注射（肩甲骨左）	BCG／結核菌	0.1	6人	6人	
		0.01	6人	6人	
		0.001	6人	6人	
		0.0001	6人	6人	
		0.00001	6人	6人	
気道内感染	結核菌	1	5人	5人	
経口（ミルク）	結核菌	100	3人	0人	

注を好んだのは柳澤謙でした。静脈注射以外の致死量の記載はありませんでした。

森村誠一の『悪魔の飽食』では、７３１部隊での生体実験は３０００人に及んだと述べています。二木の報告を見ると、結核の実験は１人約３ヶ月かかります。４１５人の結核実験を行うと細菌戦に使う実験ができなくなります。

同じく『悪魔の飽食』に出てくる結核の実験は十数人しかやっていません。平房では結核の実験はほとんど行っていないのがわかります。

（表12）各種結核菌やBCGの用量とツベルクリン反応検査の相関関係

症例数	各10症例		
投与量	10mg、1mg、0.1mg、0.01mg、0.001mg		
投与方法	静脈注射		
ツベルクリン反応	陽性者		陰性者
投与したもの	結核菌	BCG	結核菌
結果	10mgと1mgは発熱を伴う嵐のような経過で1ヶ月で死亡。 1名は0.1mgの投与では重症であったが生き延びた。	BCG10mgでは粟粒結核(＊)の様相を示すが2ヶ月で回復する。 (＊)粟粒結核とは結核菌が血液に乗って全身へと広がる結核の一形態。予後は非常に悪く死亡	10mgと1mgは発熱は伴わないが1ヶ月で死亡。 0.1mgでは3ヶ月で死亡。

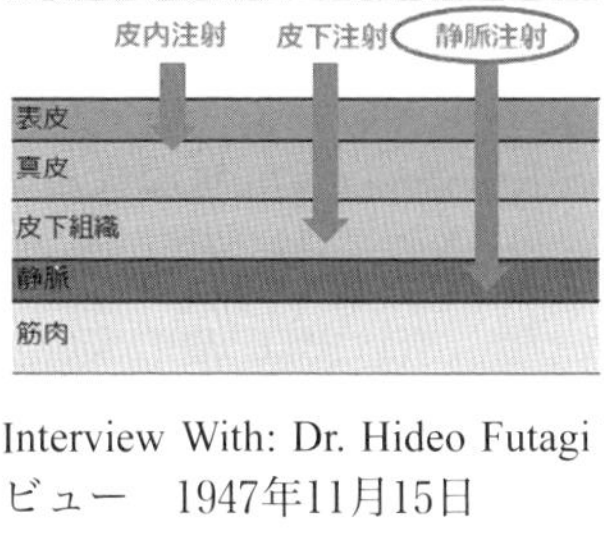

0.1mg結核菌静脈注射では3ヶ月で死亡。
柳澤謙の実験には0.1mgの結核菌静脈注射を多用

Interview With: Dr. Hideo Futagi November15. 1947　二木秀雄インタビュー　1947年11月15日

3 二木のインタビュー（別人か？）

二木秀雄はツベルクリン反応の基準を作る実験にも参画したようにも見えますが、1931（昭和6）年の頃にはまだ医学生でした。報告書は流暢な英文で書かれており、ネイティブスピーカーが執筆したと思われるものでした。

唯一考えられるのは「ツベルクリン反応検査方法に就いて（第1報・第2報）」の筆頭筆者の野辺地慶三が書いたと思われます。彼は東大1919（大正8）年卒、その後ハーバード大学に進み、1927（昭和2）年首席で卒業しています。

二木秀雄の名前を借り、背蔭河の実験を簡潔に書くには当事者で優秀なことが必要です。

八、BCGの人体実験

1932（昭和7）年1月からBCGの人体実験が始まりました。BCGは1908年パスツール研究所のカルメットとゲランによって発見されました。

強い毒性のある牛型結核菌を13年間3週おきに230代継代培養し無毒化したものです。これは生きた生菌です。1924（大正13）年に志賀潔（東大、1896年卒）が菌株をカルメットから譲ってもらい日本に持ち帰り、伝染病研究所では胆汁を加えない方法で培養が続けられてきました。

BCGは、人体実験でも伝染病研究所のものが継続使用され、1943（昭和18）年『結核予防接種に関する報告書』が完成します。その前年の1942年、小泉親彦が厚生大臣の時、国民学校卒業生で就職を希望する者にBCGを使用しました。BCGの開発を始めて15年後のことです。このようにスピーディーにBCGワクチンが開発できたのはヒトが実験動物として使われたためです。ヒトとモルモットがどれほど違うのか図解します。

九、ヒトとモルモットの違い

1 ヒトとモルモットのツベルクリン反応

ヒトのツベルクリン反応はＢＣＧの投与量が多いほど反応が速く現れ、持続時間が長くなります。ところがモルモットのツベルクリン反応ではＢＣＧ量とツベルクリン反応の陽性転化期との間に何ら関係は認めませんでした。

（表13-1）ヒトのツベルクリン反応

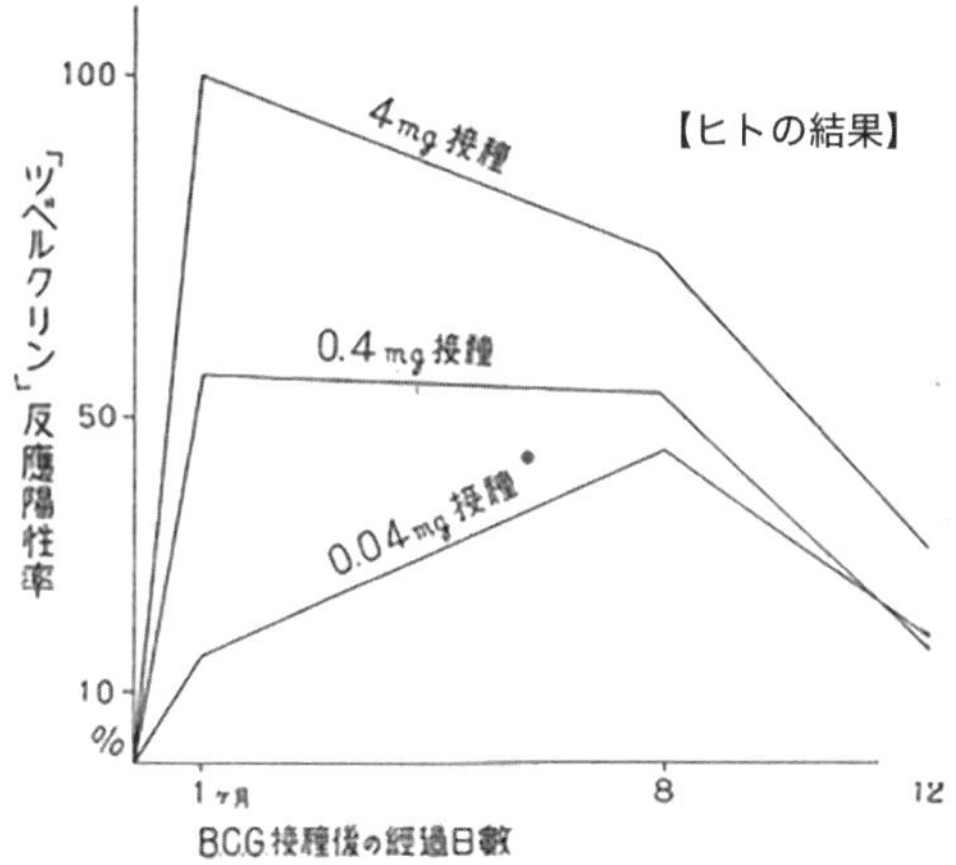

柳澤謙「結核の疫学特にBCGに就いて」（医学講演会講演集、1941）

（表13-2）モルモットのツベルクリン反応

【モルモットの結果】

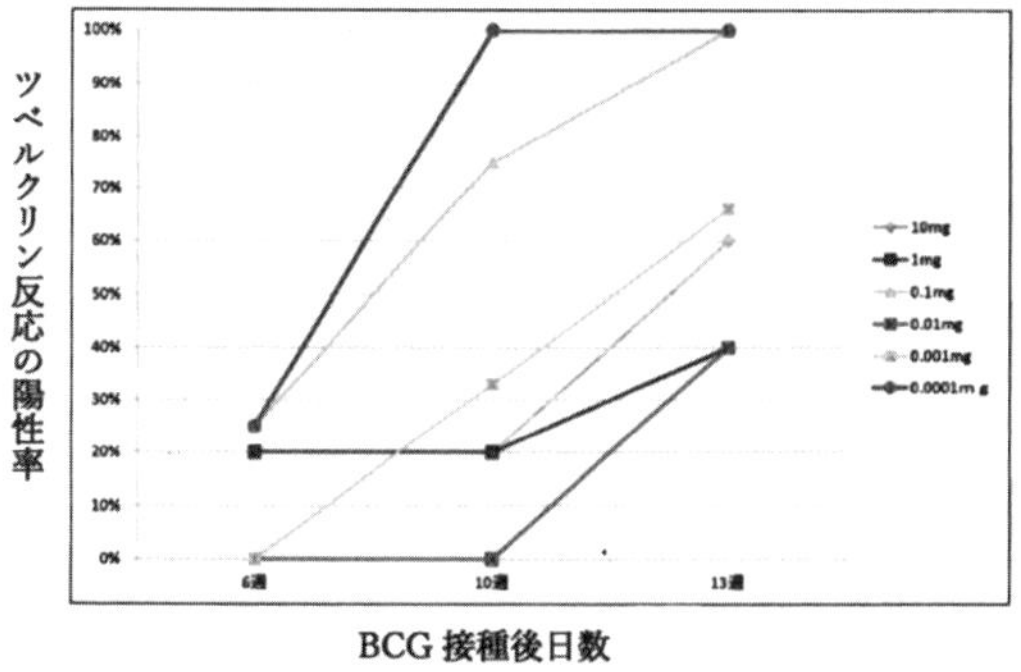

柳澤謙「BCGの実験的研究（第1回報告）」（実験医学雑誌、1935）

２ モルモットの皮膚

モルモットではＢＣＧ１㎎未満では局所、および局所リンパ腺は反応しません。

（表13-3） BCGの毒性

接種後 結核性変化 モルモット番号	皮下接種量	2週		4週		6週		10週		13週
		局所	局所淋巴腺	局所	局所淋巴腺	局所	局所淋巴腺	局所	局所淋巴腺	剖検
1	10mg	潰瘍	大豆大	硬結	大豆大		米粒大			(－)
2		硬結	大豆大	硬結	大豆大		大豆大			(－)
3		潰瘍	大豆大	潰瘍	大豆大		大豆大			(－)
4		硬結	米粒大	硬結	大豆大		米粒大			(－)
5		硬結	大豆大	硬結	大豆大	硬結	米粒大			(－)
6	1mg			硬結	米粒大		米粒大			(－)
7					米粒大		米粒大			(－)
8					米粒大					(－)
9				硬結	米粒大					(－)
10				硬結	米粒大		米粒大			(－)
11	0.1mg									(－)
12										(－)
13										(－)
14										(－)
15										(－)
16	0.01mg									(－)
17										(－)
18										(－)
19										(－)
20										(－)

（柳澤委員報告）

『結核予防接種に関する報告書』（結核予防会、1943）

3 ヒトの皮膚

ヒトではBCG0・01㎎でツベルクリン反応陽性や潰瘍ができます。モルモットと比較し100倍の感度があります。

（表13-4）BCG皮下接種６週後の解剖成績

実験群 BCG	海猽番号	体重 初期	体重 解剖時	解剖前ツベルクリン反応	局所変化	淋巴腺 左膝窩腺	左鼠径腺	右膝窩腺	右鼠径腺	左腋窩腺	右腋窩腺	後胸骨腺	後腹膜腺	門脈腺	気管腺	内臓 肺臓	肝臓	脾臓	脾臓重量
0.01 mg	8	310	310	(−)	—	—	—	—	—	—	—	—	—	—	—	±	±	±	0.6
	12	370	480	(+)	—	—	—	—	—	—	—	—	—	—	—	—	—	—	0.7
	18	400	540	(+)	—	—	—	—	—	—	—	—	—	—	—	—	—	—	0.7
	24	410	540	(+)	—	±	—	—	—	—	—	—	—	—	—	—	—	—	0.7
	25	380	520	(−)	—	—	—	—	—	—	—	—	—	—	—	—	—	—	1.0
0.05 mg	27	330	420	(+)	—	—	—	—	—	—	—	—	—	—	—	—	—	±	1.2
	32	270	340	(+)	潰1.0	—	—	—	—	—	—	—	—	—	—	—	—	—	0.6
	34	320	400	(+)	—	—	—	—	—	—	—	—	—	—	—	—	—	—	0.6
	42	400	600	(+)	—	±	—	—	—	—	—	—	±	—	—	—	—	±	0.9
	49	480	620	(+)	潰0.7	—	—	—	—	—	—	—	—	—	—	—	—	—	0.9
0.1 mg	52	290	390	(+)	—	—	—	—	—	—	—	—	—	—	—	—	±	—	0.6
	58	480	630	(+)	—	±	—	±	—	—	—	—	—	—	—	—	—	±	0.8
	59	430	400	(+)	潰	—	—	—	—	—	—	—	—	—	—	—	—	—	0.6
	62	400	600	(+)	—	—	—	—	—	—	—	—	—	—	—	—	—	±	1.0
	65	290	320	(+)	—	—	—	—	—	—	—	—	—	—	—	—	—	—	0.6
1.0 mg	88	550	700	(+)	潰2.0	—	—	—	—	—	—	—	—	—	—	—	—	—	1.3
	91	550	730	(+)	—	—	—	—	—	—	—	—	—	—	—	—	—	±	1.0
	98	290	400	(+)	潰	—	—	—	—	—	—	—	—	—	—	—	—	—	0.7
	99	680	800	(+)	—	+	—	—	—	—	—	—	±	—	—	—	—	±	1.2
	100	380	400	(+)	—	—	—	—	—	—	—	—	—	—	—	—	—	—	0.6
5.0 mg	110	520	540	(+)	潰1.0	±	—	—	—	—	—	—	—	—	—	—	—	—	0.9
	119	610	610	(+)	—	+	—	—	—	—	—	—	—	—	—	—	—	±	1.0
	123	560	500	(+)	潰0.5	±	—	—	—	—	—	—	—	—	—	—	—	+	1.0
	125	560	560	(+)	瘢	+	—	—	—	+	—	—	—	—	—	—	—	—	0.9
	128	550	550	(+)	0.5	+	—	—	—	±	—	—	—	—	—	—	—	—	1.4

（田中委員報告）

『結核予防接種に関する報告書』（結核予防会、1943）

④ヒトとモルモットの結核病変記載法

ＢＣＧ接種し更に結核菌感染後、毎週１回膝膕腺《しっぺき》、腋窩《えきか》線腫脹の有無とその程度を観察し記録します。結核菌注射10週後に、解剖します。

解剖時のリンパ腺の書き方にはヒトとモルモットに大きな違いがあります。ヒトのリンパ腺腫脹度は、小豆大ニ及バザルモノ（－）から空豆大及其以上（卌）のものまであります。

一方モルモットのリンパ腺腫脹度には変化ノナキモノ（－）から空豆大（卌）のものまでです。しかしモルモットではリンパ腺が空豆大を超えるものはありません。

これらの結核病変記載は日本独自の解剖図とヒストグラムで表しています。

九、ヒトとモルモットの違い

（表13-5）ヒトの結核性病変の記載法

リンパ腺腫脹度	そら豆大及其以上	卌	結核性結節の多寡	甚だ多数	卌
	豌豆（えんどう豆）大	卅		多数	卅
	大豆大	廾		少々多数	廾
	小豆大	＋		少数	＋
	小豆大ニ及バザルモノ	−		変化なし	−

「陸軍軍医学校防疫研究報告」（不二出版）

BCG接種・結核菌感染後、一斉にエーテルを静注し解剖。

リンパ腺の腫脹は小豆大ニ及バザルモノから空豆大及其以上までで表す。全てのリンパ腺は小豆大未満の腫脹があり。内臓（肺・腎・肝・脾）結核性結節数の数え方はモルモットと同じでーから卌までで表す。

（表13-6）モルモットの結核性病変の記載法

リンパ腺腫脹度	そら豆大	卌	結核性結節の多寡	甚だ多数	卌
	豌豆（えんどう豆）大	卅		多数	卅
	大豆大	廾		少々多数	廾
	米粒大	＋		少数	＋
	変化なし	−		変化なし	−

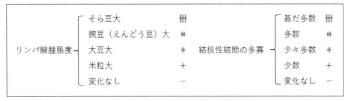

柳澤謙「BCGの実験的研究（第1回報告）」（実験医学雑誌、1935）

BCG接種・結核菌感染後、エーテル吸入で殺し解剖。

リンパ腺の腫脹はーから卌までで表す。リンパ腺腫脹は変化のないものから、そら豆大のものまである。ただし「そら豆大」を超えることはない。内臓（肺・腎・肝・脾）結核性結節数の数え方はーから卌までで表す。

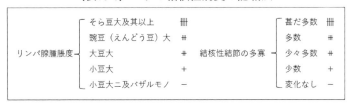

（表13-7）BCGによるヒトの結核予防（解剖図）

群別	動物番号	体重 BCG接種前	体重 解検時	感染前レーメル氏反応	剖検所見 感染局所所見	淋巴腺 膝膕腺 右	膝膕腺 左	鼠径腺 右	鼠径腺 左	腋窩腺 右	腋窩腺 左	後胸骨腺	気管腺	門脈腺	腸間膜腺	後腹膜腺	内臓 脾臓 所見	脾臓 重量	肺臓	肝臓	腎臓	その他
第一群（乾燥直後ワクチン接種群）	1	285	515	++	−	+++	−	+	−	−	−	−	−	−	−	+	−	1.1	−	−	−	
	2	265	540	++	−	+	−	−	−	−	−	−	+	+	−	−	−	0.7	−	−	−	
	3	300	750	++	−	−	−	−	−	−	−	−	−	−	−	−	−	0.8	−	−	−	
	5	265	580	++	−	++++	−	+	−	−	−	−	+	−	−	+++	−	0.8	−	−	−	
	6	210	600	++	−	++	−	−	−	−	−	−	−	−	−	+	−	0.7	−	−	−	
	7	230	520	++	−	+	−	+	−	−	−	−	+	+	−	−	−	0.7	−	−	−	
	8	280	600	++	−	++	−	−	−	−	−	−	−	−	−	+	+	0.7	−	−	−	
	9	235	625	++	−	++	−	−	−	−	−	−	+	−	−	−	−	0.7	−	−	−	
	10	210	615	++	−	+++	−	+	−	−	−	−	−	−	−	+	+	0.8	−	−	−	
	11	235	545	++	−	++++	−	+	−	−	−	−	−	−	−	+	−	0.8				
	12	230	450	++	−	++	−	−	−	−	−	−	−	−	−	+	−	0.5	−	−	−	
	13	385	620	++	−	++++	−	−	−	−	−	−	−	−	−	−	−	0.8	−	−	−	
	14	270	595	++	−	++	−	+	−	−	−	−	−	+	−	−	++	0.9	−	−	−	
	15	225	535	++	−	+	−	−	−	−	−	−	−	−	−	−	−	0.8	+	+	−	
	16	285	540	++	−	++	−	−	−	−	−	−	−	−	−	−	−	0.7	+	−	−	
	17	305	620	++	−	++	−	+	−	−	−	−	−	−	−	−	+	0.9	−	−	−	
	18	300	600	++	−	++++	−	+	−	−	−	−	−	−	−	−	+	1.0	−	++	−	
	19	340	670	++	−	+++	−	−	−	−	−	−	−	−	−	−	−	0.8	−	−	−	
	20	300	560	++	−	++	−	−	+	−	−	−	−	+	−	−	−	0.8	−	−	−	
第一対照群	201	300	700	−	+g	+++	−	−	−	−	−	+	++	+	−	+	+	1.0	+	+	−	
	202	210	450	−	+g	+++	−	+	−	−	−	−	++	+	−	−	++++	1.5	−	++	−	
	203	295	600	−	+g	++++	−	−	−	−	−	−	+	+	−	+	++++	1.5	+	++	−	
	204	335	580	−	+++g	++++	−	+	−	−	−	−	+++	++	−	++	+++	1.1	+++	++	−	
	205	270	520	−	+++g	+++	−	+	−	−	−	−	++	+	−	+	+++	1.1	+	++	−	
	206	330	580	−	−	++++	−	−	−	−	−	++	+	++	−	++	++	1.1	−	+	−	
	207	300	610	−	+++g	++++	+	+	−	−	−	−	+	++	−	+++	+	0.9	−	−	−	
	208	310	600	−	+g	+++	−	+	−	−	−	−	++	+	−	+	−	0.7	−	−	−	
	210	285	520	−	+g	+++	−	+	−	−	−	−	++	++	++	++	++++	1.6	+++	++	−	

第一群ではヒトの左腹部にBCG 1 mg皮下注射。

その後10週後右腹部に0.01mgの結核菌を皮下注射し、その10週後に解剖。

BCG接種群で右膝膕腺の空豆大以上のリンパ腺の占める割合は4/19=21%、対照群では5/19＝55%とBCG接種群に効果あり。

（表13-8）BCGによるヒトの結核予防効果（ヒストグラム）

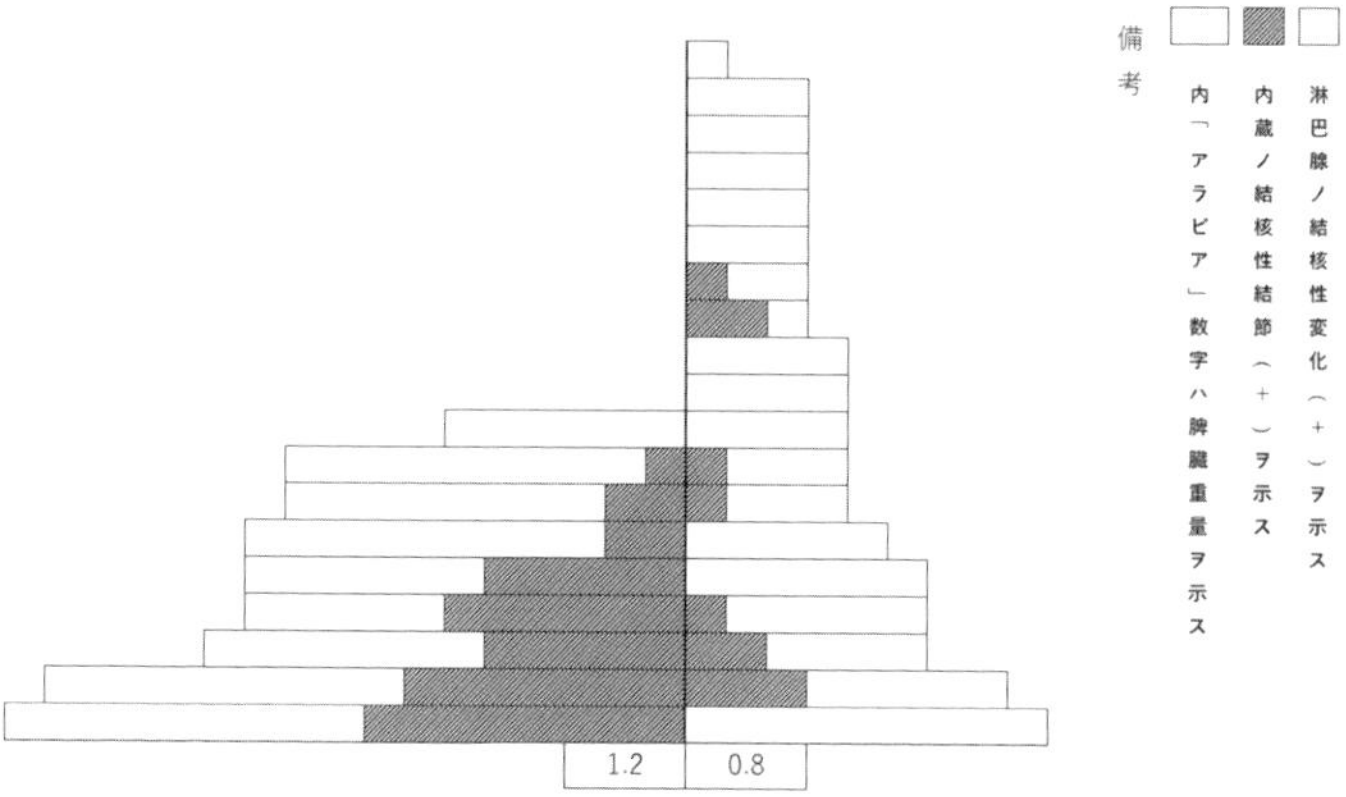

対照群（左）とBCG接種群（右）の面積を比較するとBCGの効果がはっきりする。

（表13-9）人型結核菌感染によるモルモットの剖検所見

感染量 − 0.01mg（結核菌）

BCG接種量 −10mg～0.0001mg

BCG接種：感染前13週

	モルモット番号	局所潰瘍（cm）	淋巴腺										内臓				
			左膝襞腺	左鼠蹊腺	右膝襞腺	右鼠蹊腺	左腋窩腺	右腋窩腺	後胸骨腺	後腹膜腺	門脈腺	気管腺	肺臓	肝臓	脾臓	脾臓重量（g）	腎臓
BCG接種群	2	0.2	++++	−	−	−	−	−	−	+++	+++	−	+	+	−	1.0	−
	4	0	++++	−	−	−	+++	−	+++	+	−	+	+	−	−	0.9	−
	5	0	++++	−	−	−	−	−	−	+++	++	++	+	+	+	0.7	−
	7	0	++++	+	−	−	−	−	−	++++	−	−	−	−	−	0.8	−
	8	0	++++	+	−	−	−	−	−	+++	++++	−	−	+	−	0.8	−
	10	0	++++	−	−	−	−	−	−	++	++	+	−	−	−	0.7	−
	13	0	++++	+	−	−	−	−	+++	++	++	−	+	−	+	0.7	−
	15	0	++++	+	−	−	−	−	−	++	++	+++	−	−	+	0.7	−
	17	0.5	++++	−	−	−	−	−	++	−	++	+	+	−	−	0.9	−
	19	0	++++	−	−	−	−	−	++	+	+++	++++	+	+	−	1.0	−
	20	0	++++	++	−	−	++++	−	−	+++	−	−	−	−	−	0.8	−
	25	0	−	−	−	−	−	−	++	++	++++	++	+	+	+	1.5	−
	29	0.5	++++	−	−	−	−	−	−	+	++	−	−	−	−	0.5	−
	30	0	++++	+++	−	−	−	−	−	+++	++	++	−	−	−	0.8	−
対照群	31	0	++++	−	+++	−	+	−	++	++	++++	++++	+	+	++	1.2	−
	32	0.5	++	−	−	−	++	−	−	++	+++	++++	++	+++	++++	5.1	−
	33	0	−	−	++	++	−	−	−	+	+++	++++	+++	++++	−	1.5	−
	34	0	++++	−	++++	−	++	++	++++	++	+++	++++	++	++	+	1.5	−
	35	0.5	++++	++	+++	−	++	++	−	++	+++	++	+	+	++++	2.0	−
	36	0	++++	+	−	−	++	++	++++	++	++++	+++	++	+++	+++	2.0	−
	37	1.0	++++	++	++	−	++	−	+++	+++	++++	++++	+	++	++++	4.0	−
	38	1.0	++++	++	−	−	++	++	−	++	++++	++++	+	+	++++	2.8	−
	40	0	++	+	−	+	−	−	+	++	++++	++++	++	++	++++	2.2	−

BCG群は左腹部に10〜0.0001mg接種。13週後に左腹部に結核菌0.01mgを皮下注射。対照群でも13週後に結核菌のみ皮下注射。BCGの効果の有無は左膝襞腺で判断。対照群のリンパ腺の空豆大腫大の割合は6/9＝66%。しかしBCG接種群は13/14＝93%でBCGの予防効果は全くない。

（表13－10）ヒストグラムではBCGの接種量と結核予防効果の間には相関関係はなく、モルモットの場合は結核予防の実験モデルにはなりません。したがって結核の感染防御の実験はヒトを使うしかないのです。

（表13-10）人型結核菌投与（皮下注0.01mg）におけるBCGの効果（ヒストグラム）

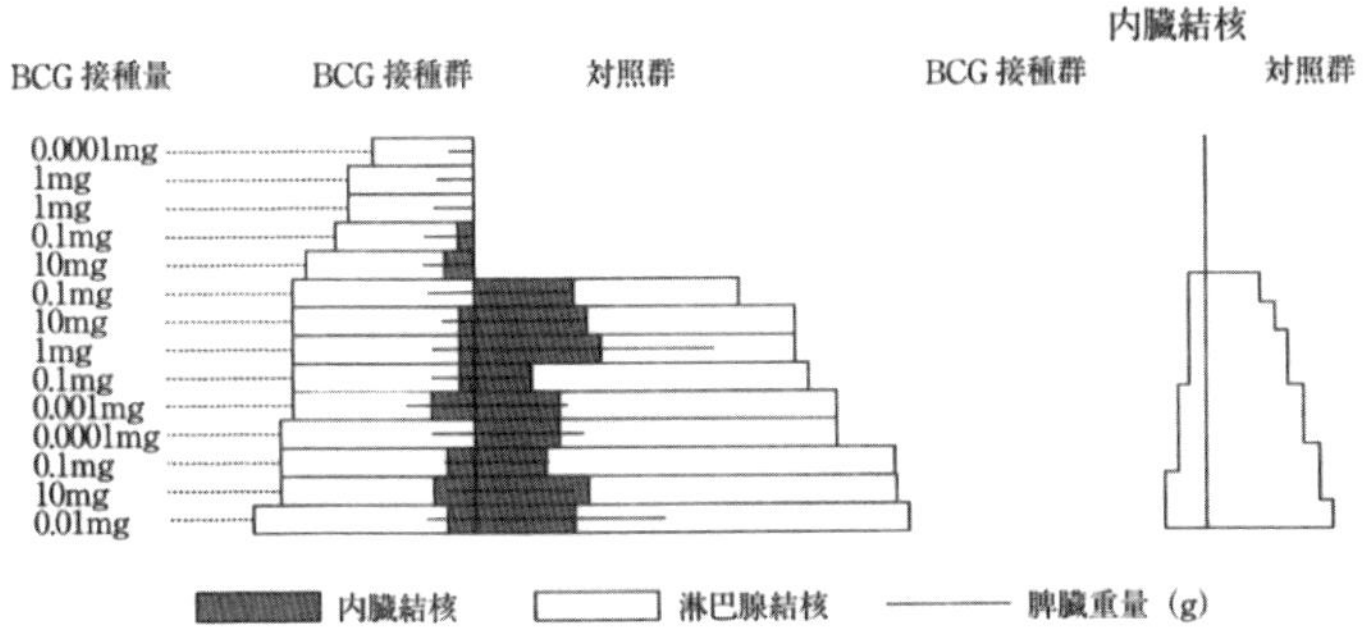

7 ヒトの体重はモルモットの１００倍

今村荒男によればヒトの体重はモルモットの１００倍です（モルモット５００ｇ↓ヒト50 kg）。１９３３年大阪の某工場で９００人程にＢＣＧ０・０２mgの接種をしたが副反応はなかったと記録しています。

（表13-10）ヒトの体重はモルモットの100倍

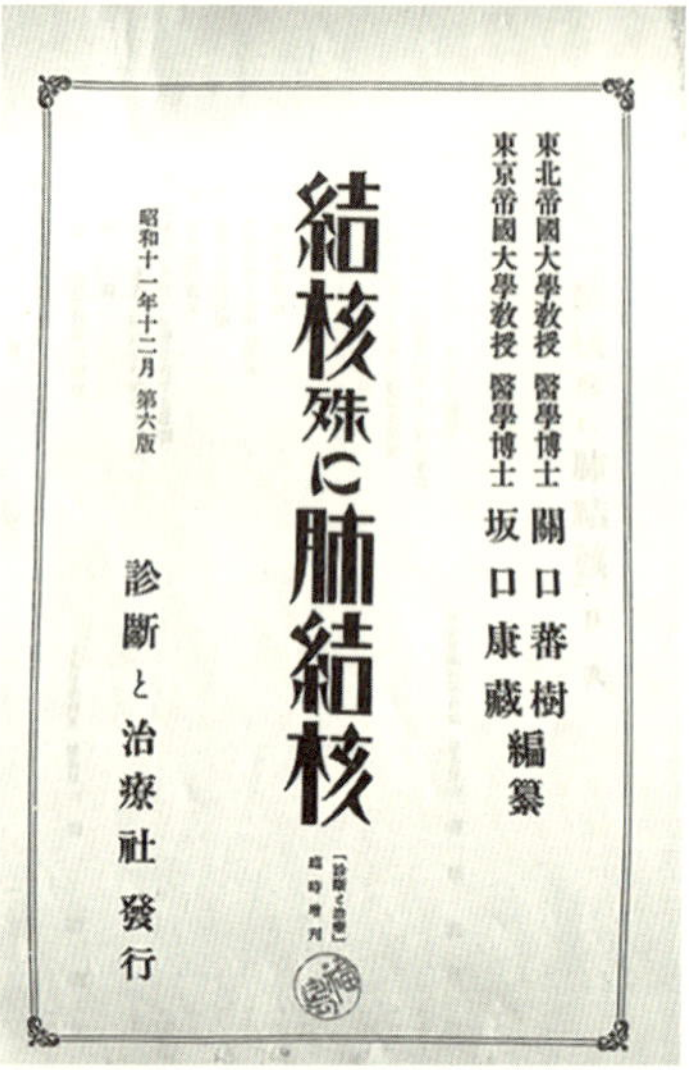
東北帝國大學教授 醫學博士 關口蕃樹
東京帝國大學教授 醫學博士 坂口康藏 編纂

結核殊に肺結核

［診斷と治療］臨時增刊

昭和十一年十二月 第六版

診斷と治療社發行

関口蕃樹・坂口康蔵『結核殊に肺結核』703〜704頁（1933年11月20日初版、診断と治療社）

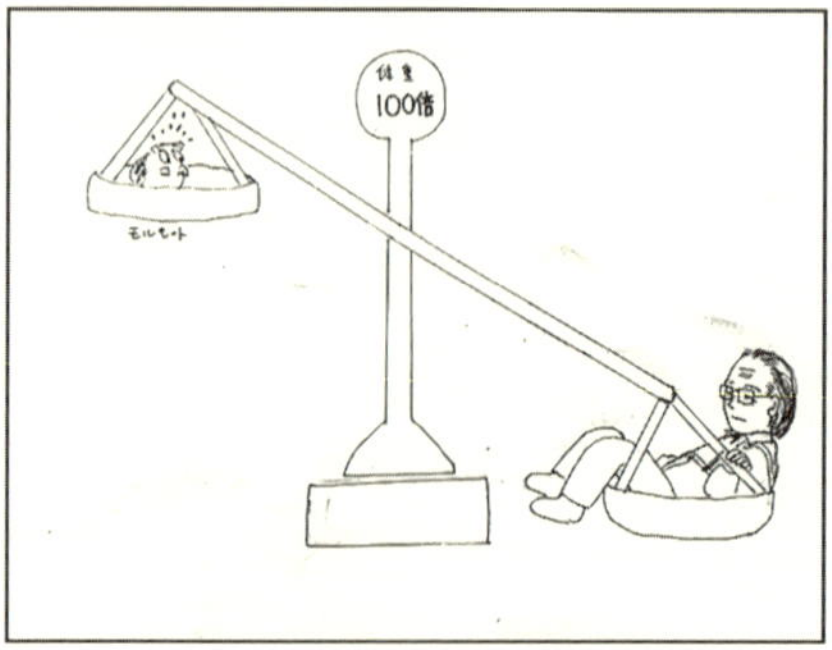

十、解剖結果とヒストグラム

1 附図（ヒストグラム）

『結核予防接種に関する報告書』29頁以降のデータは天竺鼠にＢＣＧを接種しさらに結核菌感染させた後の解剖所見をヒストグラムで表しています。報告書ではモルモットの体重を１００倍するとヒトの体重になるように書かれています。このヒストグラムはすべて人間のデータです。横棒1本は1人の解剖所見で、白い部分はリンパ腺を表し、黒い部分は内臓の変化です。下の□は脾臓の重量です。脾臓が重い程結核に強くかかっていることを意味します。脾重量が４８０ｇや６３０ｇの時は粟粒結核になっていることを意味します（粟粒結核とは結核菌が身体中にまわっていること）。29頁だけで94人のヒストグラム（表14）が載っています。以降最後の53頁までに総計２６６２人のヒストグラムがならんでいます。この報告書1冊では４９４１人が殺害されており、世界最大の人体実験集と言えます。

(表14)

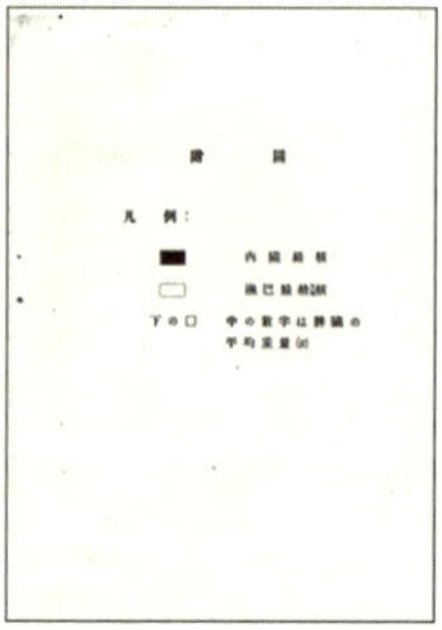

附図：天竺鼠の解剖図　すべて「ヒト」のもので
2,662人が 記載。
「結核予防接種に関する報告書」の一部を抜粋（P29）
解剖所見をヒストグラムにしたもの
感染量：記載のないもの結核菌の静脈注射。
白→リンパ節
黒→内臓結核
下の□　の数字は脾臓の平均重量（g）
この棒一本で一人の解剖図。
この頁だけで94人の解剖図となっている。
このような解剖図が25頁にわたり2662人記載。

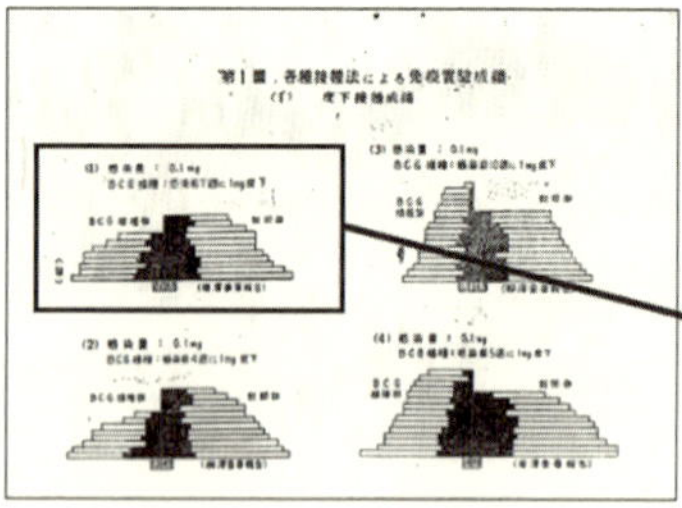

内臓結核
リンパ節結核
6.3　脾臓の平均重量（g）
(注)モルモットの重量に変換している

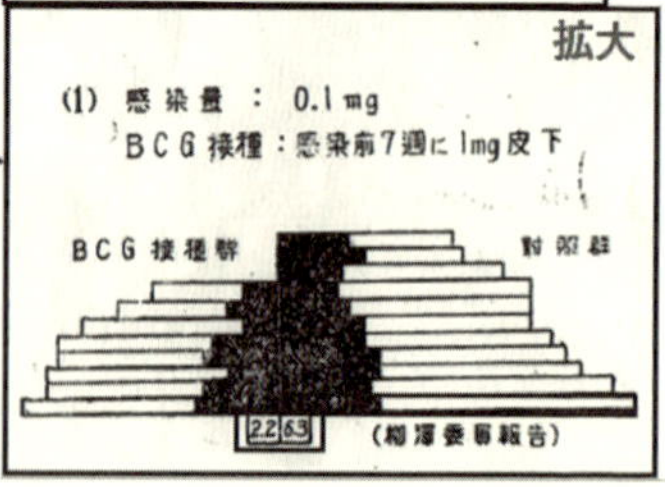

1本につき1人

2 被験者の体重

当時の被験者は中国北東部（満州）出身者と思われます。年齢体重は日本人と同じであったと推定されます。1931年頃満州には戸籍はありませんでしたので、日本人の体型から推定したものが（表15）です。ヒトの結核菌静脈注射の致死量は0・1mg、3ヶ月間でこの時の平均脾重量は480g前後と630g前後の2グループに分かれます。なお正常の脾重量は80gから120gです。『結核予防接種に関する報告書』（以下『報告書』）では被験者の体重は50kg前後（以上と未満）で分かれています。年齢は15歳前後と

（表15）男子平均体重（昭和6年）

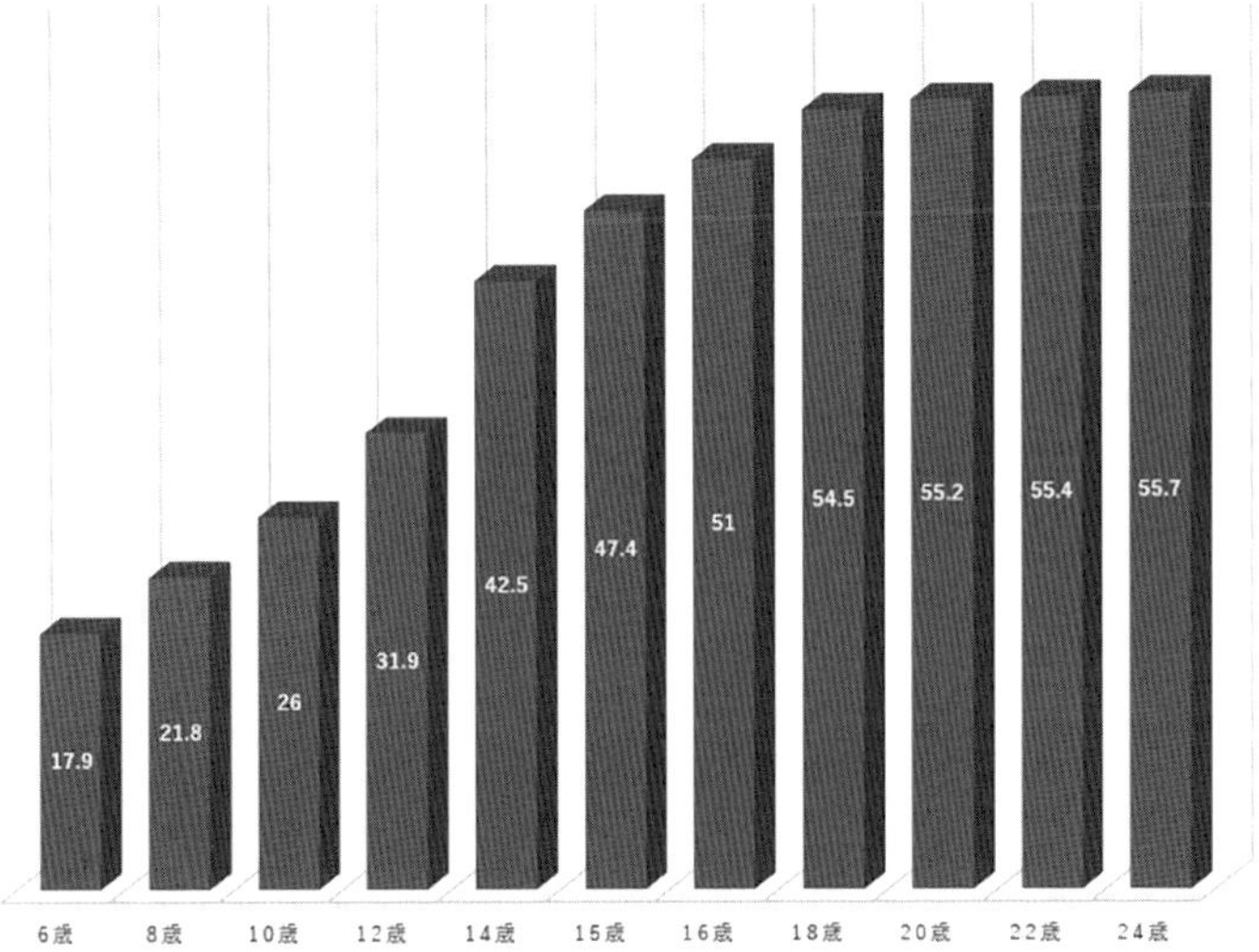

『日本長期統計総覧　第5巻』（日本統計協会、1988）

推定できます。

③ いつ解剖するか？

1927（昭和2）年、第5回日本結核病学会の宿題報告で東大付属伝染病研究所の佐藤秀三は「結核ワクチンの効果判定は『モルモット』で行うこと。感染菌量（結核菌）の増殖は60日で絶頂に達するので10週を目安とし、前後10日くらいの間隔で撲殺剖検し比較すること。途中斃死《へいし》するものは剖検に付し参考とすること。」と発言しています。ヒトの解剖時期も結核菌感染後10週が最適であるが、柳澤謙の最初の実験では解剖時期は明らかにされていません。

④ 感染前のBCG接種

（表16－1）は、彼らのはじめての人体実験です。結核菌はヒトの致死量の0・1㎎を静注しています。脾重量ではBCG接種群は対照群に比較して有意に軽度でBCGの予防効果を認めます。リンパ腺は4＋が多数で「そら豆大以上」のものです。（表16－2）は第

十、解剖結果とヒストグラム

（表16-1）第１実験の解剖所見

感染量：0.1mg

BCG接種：感染前7週に1mg皮下接種

実験群	モルモット番号	局所潰瘍（cm）	淋巴腺 左膝膕腺	左鼠蹊腺	右膝膕腺	右鼠蹊腺	左腋窩腺	右腋窩腺	後胸骨腺	後腹膜腺	門脈腺	気管腺	内臓 肺臓	肝臓	脾臓	脾臓重量（g）	腎臓
対照群	621	0.5	+++	−	+	−	−	+	++++	+	+++	++++	+++	+++	++++	3.0	−
	622	0.5	++++	+	++	−	+	++	+++	+++	+++	+++	++++	++++	++++	4.0	−
	623	0.8	+++	++	++	−	−	+	−	−	−	++	++	++++	++++	9.0	−
	624	0.5	++++	++	++	−	−	−	++	++	++	++	+++	++++	++++	16.0	−
	626	0.2	+++	−	++	−	−	++	++	++	+++	++++	+++	++++	++++	3.5	−
	627	0.3	++++	+	++	−	+	−	+	++	++++	+++	+	++	++++	2.5	−
	628	0.2	+++	+	++	−	+	+	++++	++	++++	++++	+++	++++	++++	6.0	−
	630	0	++	−	+	−	−	+	+	+	+	++	++++	++++	++++	16.5	−
	631	0.2	++++	−	+	−	++	−	++	++	+++	++++	++++	++++	++++	3.6	−
	633	0.3	++++	+	++	−	++	−	++	++	++++	++++	+	+++	++	1.2	−
	635	1.0	+++	+	+	−	++	−	++	++	++++	++++	++++	++++	++++	3.5	−
BCG接種群	516	0.2	++++	−	−	−	−	−	++	−	++++	++++	++	++	++	1.1	−
	517	0	+++	−	+	−	−	−	++	−	++++	+	−	+	+++	0.9	−
	518	0.3	++++	++	++	−	−	−	++++	+++	++++	++++	++	+	+++	2.5	−
	520	0	++++	+	+	−	−	−	++++	++	+++	++++	+++	++	++++	3.5	−
	522	1.0	++++	+	+++	−	−	+	+++	+++	++++	+++	+	+	+	1.0	−
	524	1.0	++++	−	++	−	++	−	+++	+++	++++	++++	+++	+++	++++	2.0	−
	528	0.8	++++	+	+	−	−	−	++++	++	++++	++++	++	++	++++	3.8	−
	529	0.3	++++	++	++	+	−	−	+	++	++++	++++	++++	+	++++	2.5	−

柳澤謙「結核の疫学特にBCGに就いて」（医学講演会講演集、1941）

リンパ腺の読み方（左から）

・膝膕（しっぺき・膝の滑膜ヒダ）・鼠径（そけい・足の付け根）

・腋窩（えきか・わきの下）・胸骨（きょうこつ）

・後腹膜（こうふくまく）・門脈（もんみゃく）・気管（きかん）

（表16-2）BCGの予防的効果（感染前BCG接種実験）

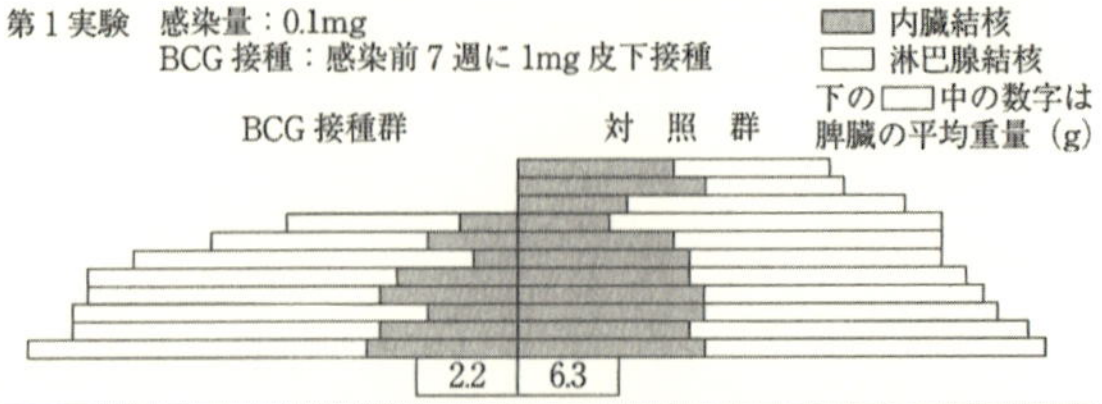

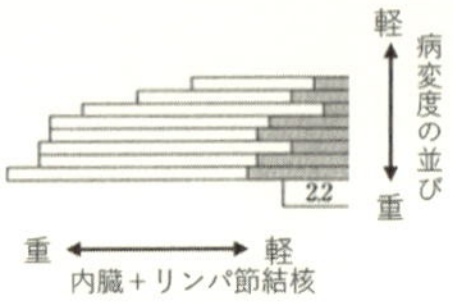

一人一人のリンパ節＋内臓結核性変化が一本の柱です。
▬ は内臓の結核性変化。
□ はリンパ節結核。
横に長いものほど結核に強くかかっている。
[2.2] は脾臓の平均重量
結核性変化が多いほど重量が重い。

右が対照群、左がBCG接種群。
右と左の**面積**を比較すればどちらが結核性変化が多いかがわかる。

（表16-3）

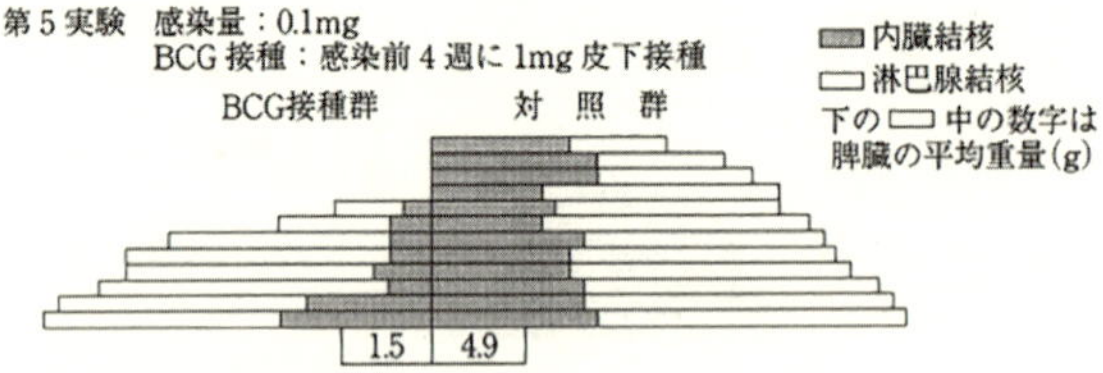

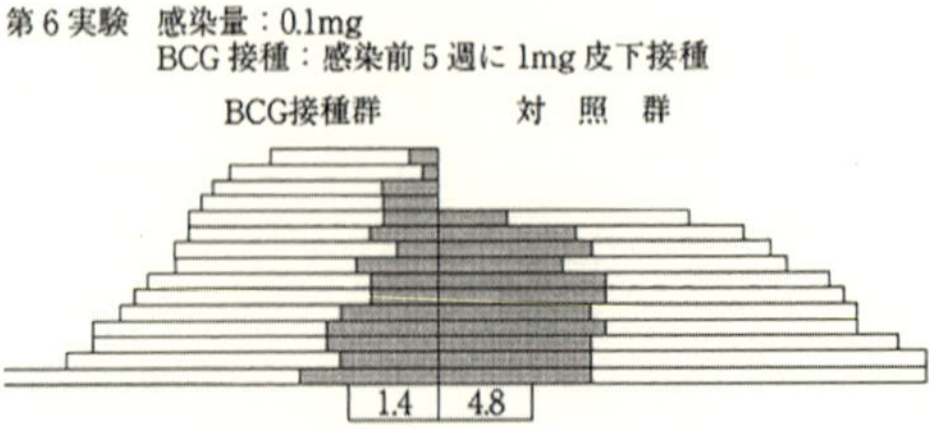

柳澤謙「結核の疫学特にBCGに就いて」（医学講演会講演集、1941）

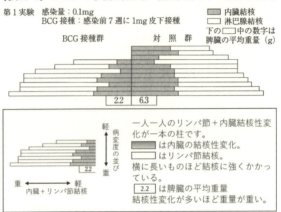

1実験のヒストグラムですがBCGの効果はヒトにしか認めませんから実験動物はヒトだと理解できます。

（表16－3）第5実験、第6実験のヒストグラムです。BCG接種群と対照群の面積と平均脾重量を比較すればBCGが有効であることがわかります。またBCGが有効に作用するためには結核菌の感染前4～10週に投与することが必要です。

5 感染後のBCG接種感染（表17）

第9実験、第10実験では既に感染があってから後にBCGを接種した場合は、結核性病変を阻止も促進もしません。モルモットも同じ結果ですので注意が必要です。

（表17）第９実験・第10実験のヒストグラム

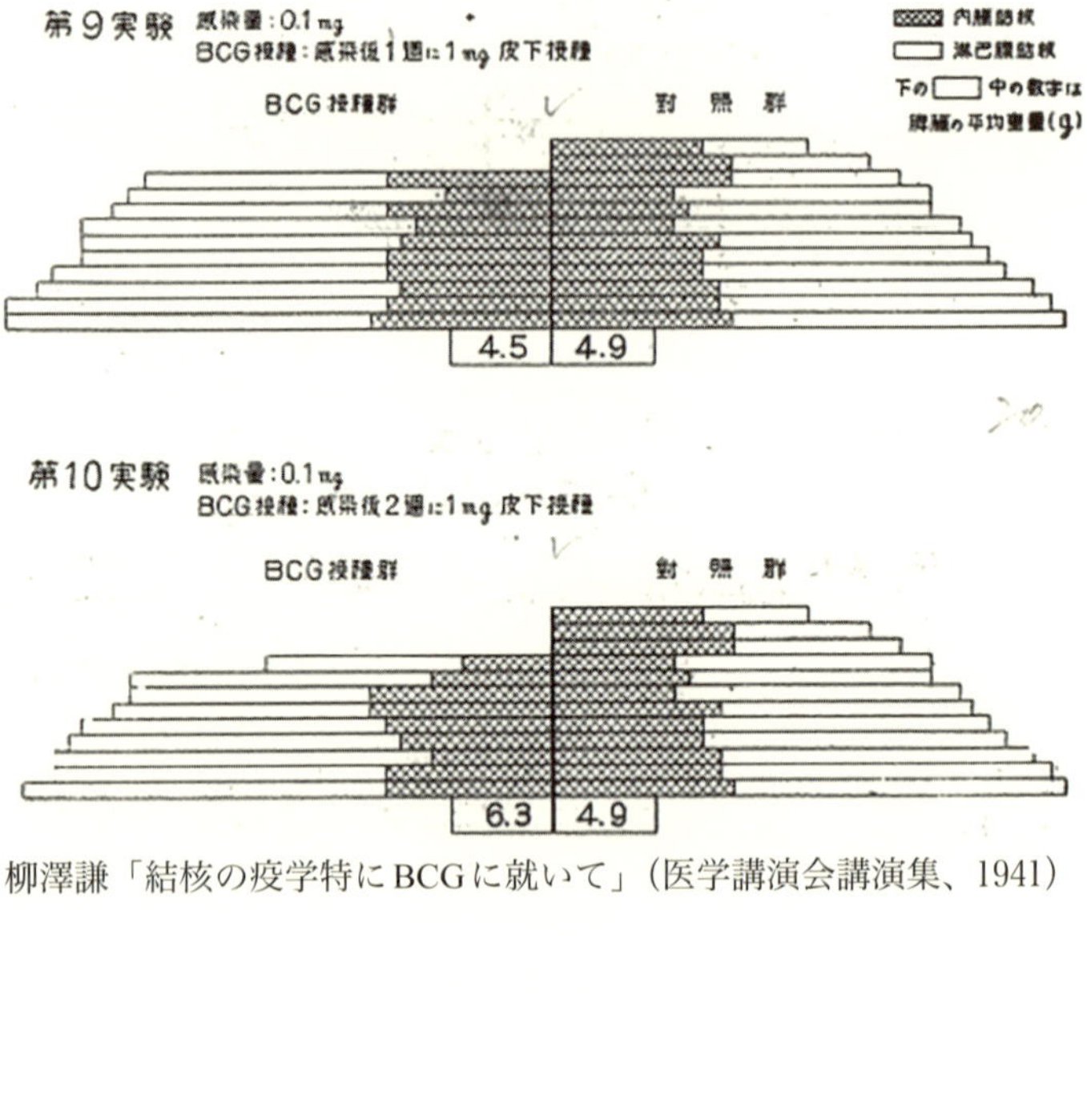

柳澤謙「結核の疫学特にBCGに就いて」（医学講演会講演集、1941）

6 ＢＣＧ予防効果と「ツ反」の関係

体重50kg未満でも50kg以上でも体重にかかわらず、ＢＣＧの結核予防効果はあります。また、結核菌投与後「ツ反」陰性の場合でも結核予防効果があることがあります。

7 「ツ反」が消えてもＢＣＧ効果あり

ＢＣＧ接種後「ツ反」が消えて6週、6週、6週、4週、5週、5週、1週、16週、2週、4週、16週、2週、6週、2週、6週後の解剖でも、ＢＣＧの効果がまだ持続していることが柳澤謙によって発見されました（表18）。この後益子義教が続けて研究することになります。

(表18)

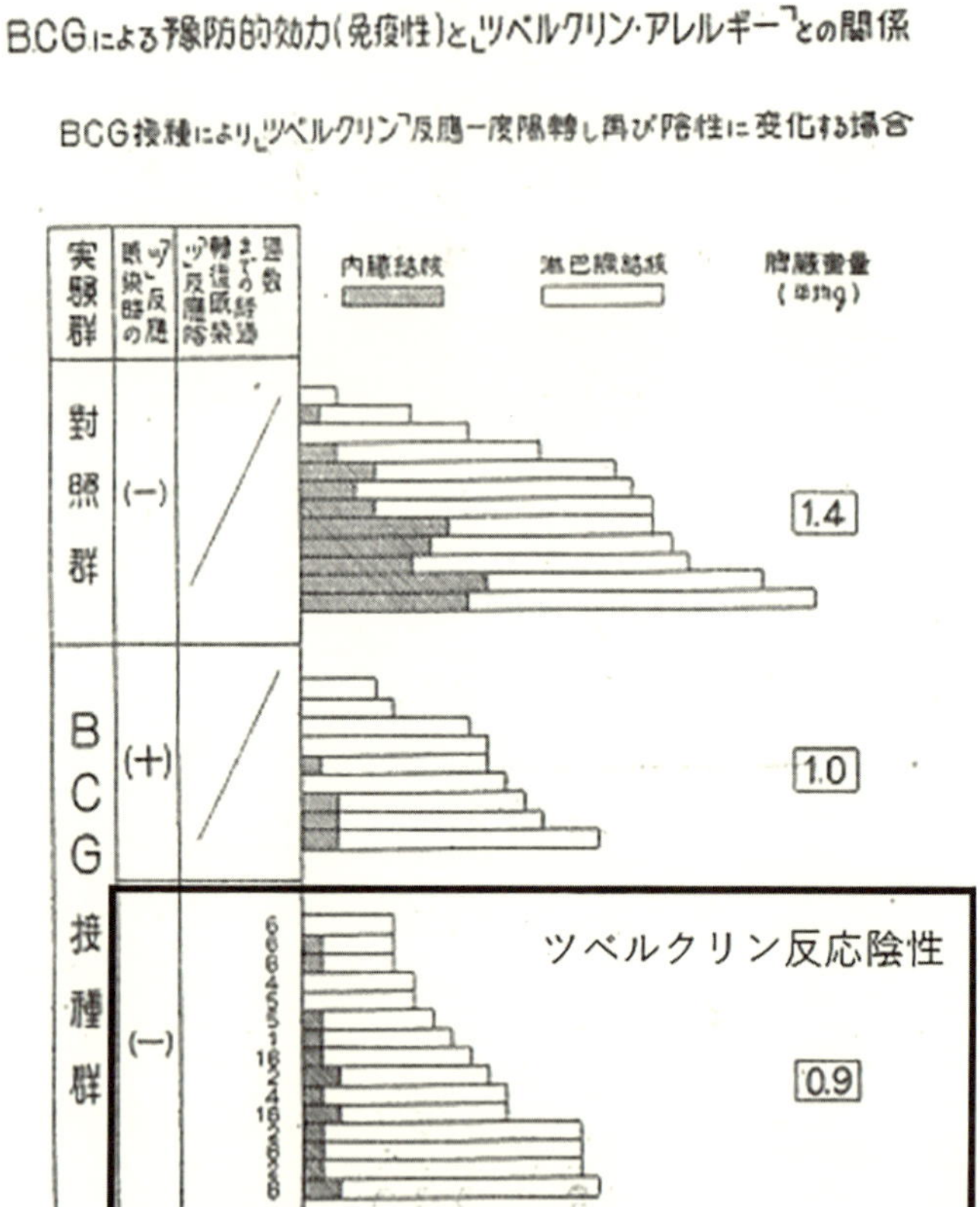

ツベルクリン反応が消えたからと言って
BCGの効果は消えない

柳澤謙「結核の疫学特に BCG に就いて」(医学講演会講演集、1941)

[8] 皮下接種の致死量

皮下注射の致死量は二木秀雄のインタビュー「Mで実施された実験」には掲載されていませんでした。ただ「毒性は強く感染量としては0・001〜0・0001mgで局所に膿瘍ができ、排膿しきるまで1ヶ月を要しました。」と述べています。

『報告書』附図、『第6図BCGワクチンの有効期限の研究』に皮下接種の致死量が載っていました。BCG1mgを感染前10週に皮下注射し、その後10週後結核菌を0・1mg皮下注射し、更に10週後解剖しています。解剖時の平均脾重量は490gで被験者は50kg以下です（表19）。皮膚は途轍もなく大きな潰瘍が、解剖時まで持続したと考えられます。術者は柳澤謙です。

（表19）BCGワクチンの有効期間の研究（皮下注射）

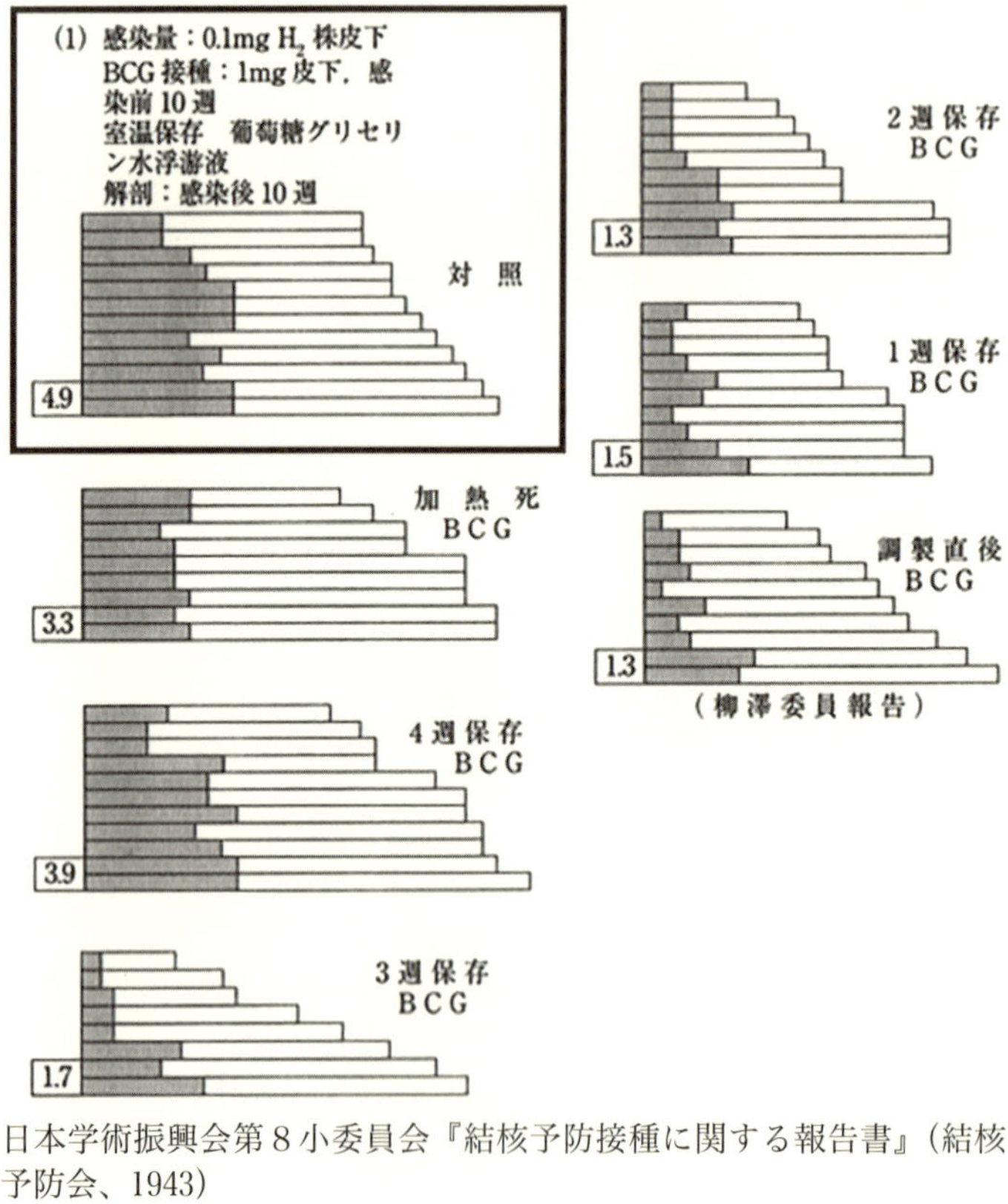

日本学術振興会第８小委員会『結核予防接種に関する報告書』（結核予防会、1943）

9 ＢＣＧの超音波処理

伝染病研究所の機関誌「実験医学雑誌」の雑報（18巻、４号）によれば１９３４年の学術集団会で矢追秀武が「超音波の生物に及ぼす影響（総説）」について講演しています。

この時点から久保田製作所（いまは遠心器の製作所）が協力し、ＢＣＧワクチンの製造に関与していました。人体実験は『結核予防接種に関する報告書』に掲載されている分だけで３８７人の実験をしています。

全員に製造条件の異なる超音波処理したＢＣＧを接種し10週後に結核菌を感染させ、10週後に解剖して効果を確かめています。ＢＣＧは絡まりやすい性質でしたが、超音波処理で均等にできるようになりました。超音波処理は２８０kHzより５６０kHzの方が優れていました（表20）。更に20分間処理ワクチンは、超音波作用によりＢＣＧを一部死滅させ、生菌数を減少させる原因となります。

「実験医学雑誌」は１９１８（大正７）年初版が出版され、１９２２（大正11）年に月刊誌になっています。雑報とは月刊誌の終わりに雑多なできごとをまとめた報告です。

（表20）BCGの超音波処理

図表２　各種接種量による免疫効果実験成績

感染量：0.01mg
BCG接種：1.0mg 感染前 10 週
解剖：感染後 10 週

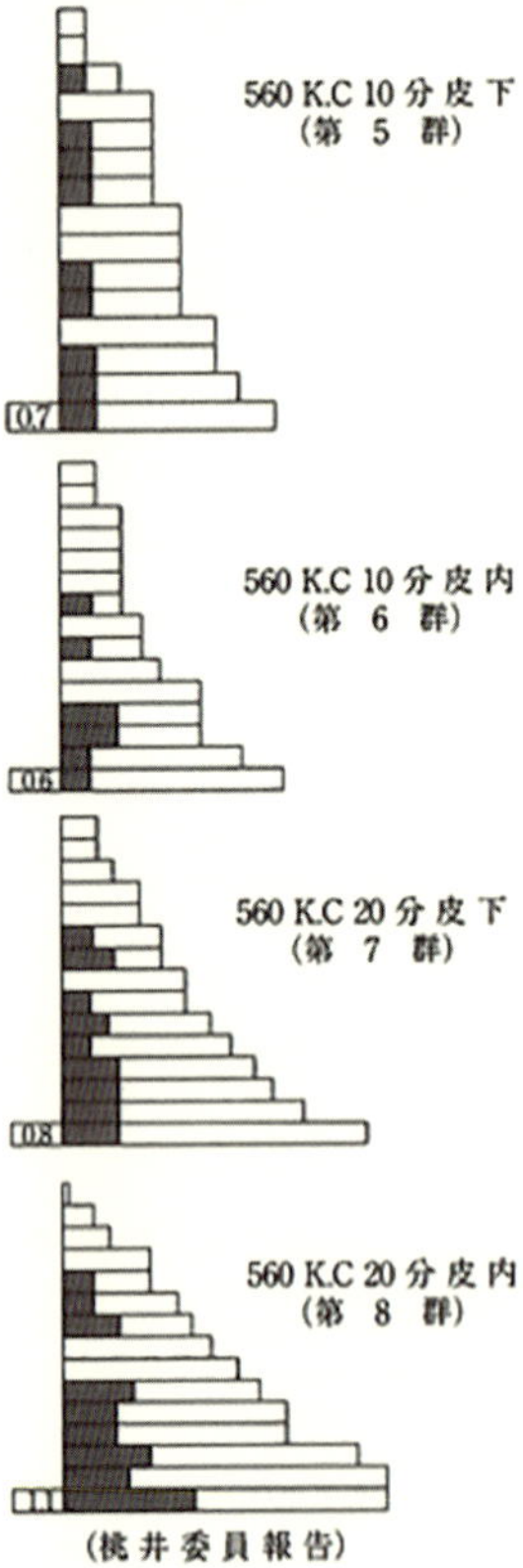

（桃井委員報告）

図表１　各種接種量による免疫効果実験成績

感染量：0.01mg
BCG接種：1.0mg 感染前 10 週
解剖：感染後 10 週

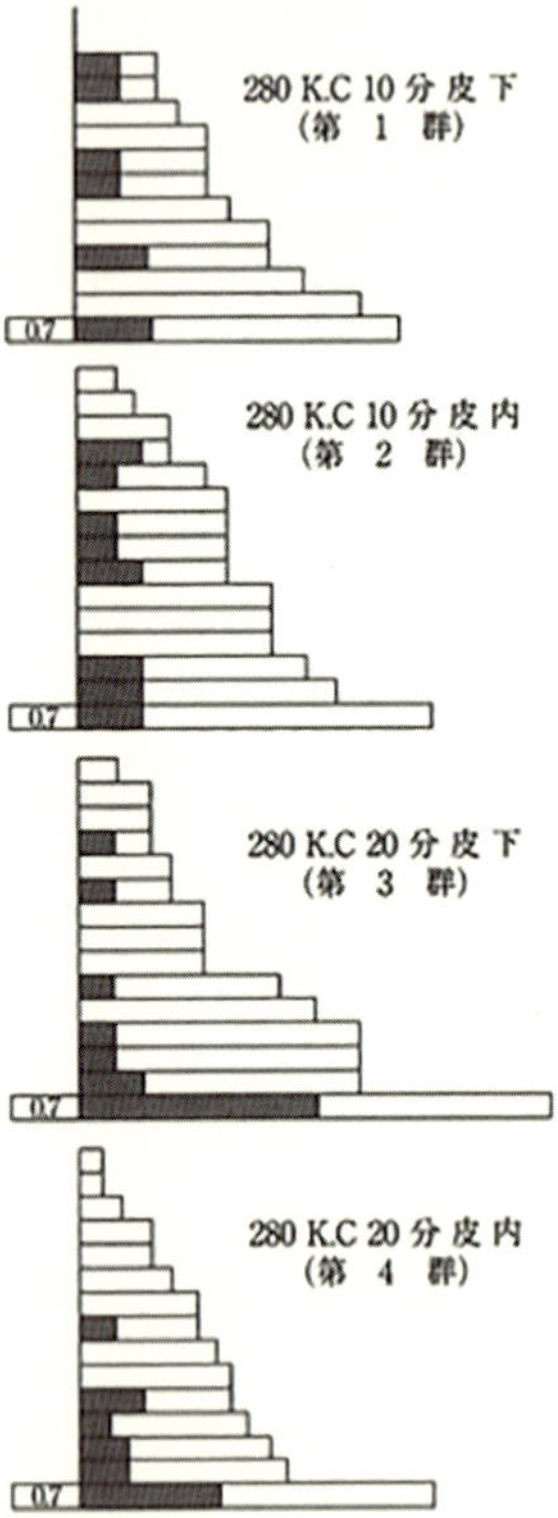

（桃井委員報告）

KC ＝ kHz（キロヘルツ）

日本学術振興会第８小委員会『結核予防接種に関する報告書』（結核予防会、1943）

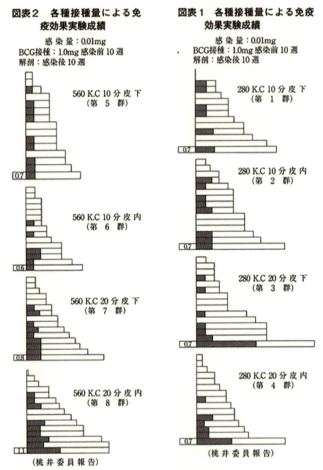

⑩ モルモットの致死量

『報告書（1943年）』でヒトの致死量は簡単に理解できます。一方モルモットの致死量は容易に見つからず、医学生の細菌学の教科書として有名な『戸田新細菌学』を検索しました。

初版1939（昭和14）年には記載はありませんでした。その後図書館での調査を続け1964（昭和39）年発行の18版でモルモットの致死量の記述をやっとみつけました。モルモットの致死量は静脈注射で0・001mg、皮下注射では0・1mgでした。この教科書の著者は結核の人体実験に参加していた九州大学の戸田忠雄です（表21）。ちなみにこの年には東京オリンピックが開催されていました。

(表21) ヒトとモルモットの致死量

	文献等による公表日	結核菌	
		静脈注射	皮下注射
モルモットの致死量	1964年	0.001mg	0.1mg
ヒトの致死量	二木秀雄のインタビュー 1947年	0.1mg	0.1mg

日本学術振興会第８小委員会『結核予防接種に関する報告書』(結核予防会、1943)

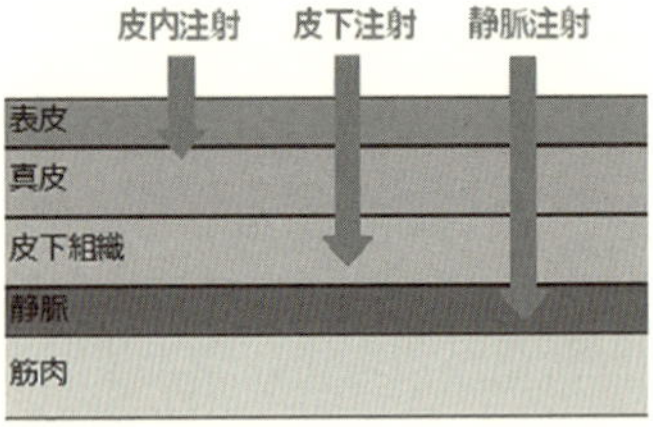

『戸田新細菌学　第18版』(南山堂、1964) 345～392頁

十一、工場からの大脱走

1 背蔭河の規模

背蔭河の三つの収容所から1933年10月27日真夜中に大脱走事件が起きますがその後の施設の状況です。1931年から1937年までの人体実験（誰も証明していない）はわが国の命運をかけて行われたもので、この実験は石井四郎軍医正が指導していました。

1932年から遠藤三郎がこの部隊の面倒を見ています。脱走事件後施設について遠藤三郎の日記では「1933年12月8日㈮降雪、午前八時、雪を冒して飛行、吉林、拉法《らーふぁー》を経て十時十五分、拉林着、石井および伊達氏に迎えられ背蔭河の細菌試験所を視察す。六百メートル平方（36ヘクタール、36町）の大兵営にして一見要塞をみるが如く一同の努力の跡、歴然なり。二十数万円の経費またやむを得ざりしか。細部に亘り説明を聞き昼食を共にし午後二時発、自動車で帰路につき、午後六時、夜の荒野を幾度か道に迷いつつも中馬大尉（石井四郎）の案内でハルピンに着くを得たり（略）」。当時の伝染病研究所の予算は19万円くらいでした。更に1934年8月11日（晴）「午前八時半、モス機（英国の初等練習機）にて背蔭河を訪問す。十時到着。予想以上に良好な飛行場を準備しあり。東郷中隊（石井四郎）等に迎えられ試験場を三時間に亘り綿密に視察す（略）」とあり、背蔭河に飛行場ができたことがわかります。

② A&B工場の特徴

ツベルクリン反応検査に使用したB工場はその後「BCG研究棟」になりました。A工場での被験者については実験前には全員が結核でないことを確認しています（ツベルクリン反応は陰性であること）。

A工場にはBCG未接種者とBCG既接種者の二つの棟が存在します。BCG未接種者は国内のハイリスクグループ（たとえば看護婦など）と同様な結核発病率が見られます。つまりBCG未接種者にもBCG既接種者にも全員に結核菌を投与したと考えられます。

そうすればBCG未接種者の全員が感染し、約10%が結核を発病します。BCG既接種者の結核予防効果も見ることが可能です。一石二鳥の結果になります。このため長い名称になりますがA工場は「結核発病率観察棟」と呼ぶことにしました。

3 ＢＣＧ研究棟からの脱走

①ＢＣＧ皮下接種の病変出現度

『報告書』の15頁に斃死・逃亡の記事が出ていました。

この動物はＢＣＧを皮下接種後、60日経過を見ていますが40日までに39匹が逃亡しています。この実験動物は０・０１mg未満のＢＣＧ接種量に反応しており、モルモットの１００倍の感度です。モルモットではなくヒトなのです（表22−1）。

このため「ＢＣＧ研究棟」から脱走があったと推定できましたので脱走についての関係文献を収集しました。

（表22-1）BCG皮下接種局所の病変出現度（40日までに39人逃亡）

経過日数	7日			14日			21日			40日			60日		
局所変化 / BCG接種量	硬結	潰瘍	無変化	硬結	潰瘍	無変化	硬結	潰瘍	無変化	硬結	潰瘍	無変化	硬結	潰瘍	無変化
0.01mg	2	0	23	2	0	20	2	0	18	2	0	17	0	0	12
0.05mg	4	0	20	6	0	17	8	0	15	4	2	13	0	0	13
0.1mg	3	0	20	5	0	16	5	0	16	5	3	12	3	0	12
1.0mg	16	0	9	16	1	7	15	1 (痂皮)	5	6	7	4	3	2	5
5.0mg	23	0	9	11	9	2	7	11 (痂皮5)	1	3	7 (痂皮)	5 (治癒)	3	3 (痂皮)	9 (治癒)
合計	129			112			104			90			65		

備考:表中動物数の経過日数に従い減少せるは斃死、逃亡及6週後解剖せる為なり

BCGが0.01 mgの少量で皮膚に硬結・潰瘍ができるのはヒトしかあり得ない（BCGはヒトではモルモットの100倍皮膚の感度が高いことがわかります）。

②BCG接種量とその予防的効果

当初100人準備して各群25人をわりつけ、BCGの予防効果を見る実験をしていました。しかし60人が斃死、逃亡しました（表22－2）。

(表22-2)

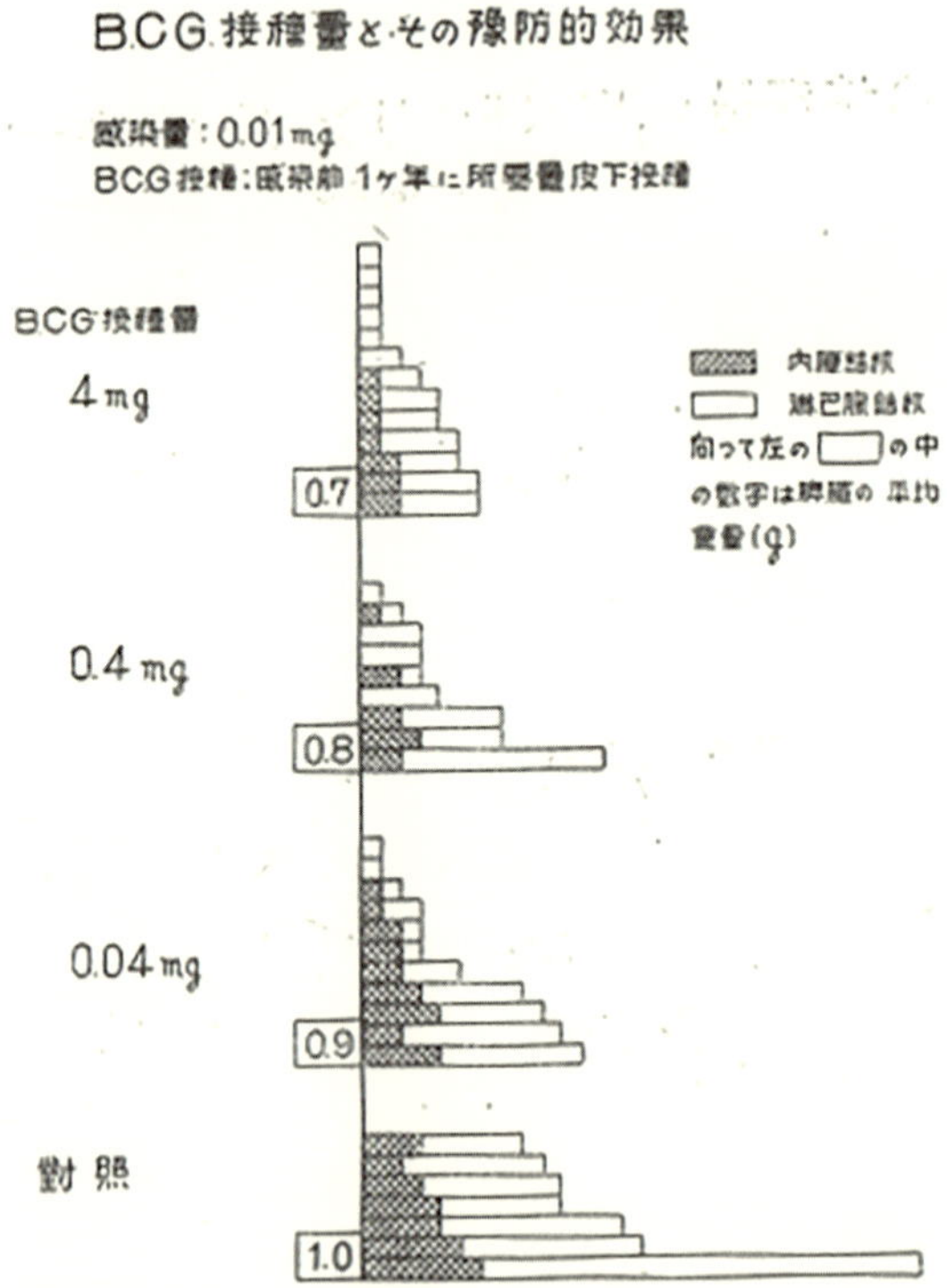

柳澤謙「結核の疫学特にBCGに就いて」（医学講演会講演集、1941）

③ＢＣＧ接種局所膿瘍より新たに分離した菌株の毒性検査

ＢＣＧがヒトを通ることで毒性の高まらないことを確認中の実験で、１７８人中55人が殺害されています（表22－３）。モルモットでは所属リンパ腺がえんどう豆大になることはありません。

④ＢＣＧのコッホ現象

結核にかかっている場合ではＢＣＧを接種すると、早く局所変化が現れまもなく潰瘍になり、その後潰瘍も２週間とは続かず治ります。

健康な場合ですと局所に変化を生じるものが少なく、その変化のうち一部は潰瘍にまでなりますが、結核の場合より局所変化は遙かに遅れて現れます。そして長く続く傾向があります。52人中42人斃《へい》死《し》・逃亡しています（表22－４）。コッホ現象はモルモットでは起こりません。

⑤ＢＣＧ研究棟からの脱走（総数）

ＢＣＧ研究棟から１９６人が斃死、逃亡しています（表22－５）。

（表22-3）BCG接種局所膿瘍より新たに分離した菌株の毒性検査成績

姓名又は分離菌株名	海猽番号	各週に於ける接種局所（左）及所属淋巴腺（右）の結核性変化 1週	2週	3週	4週	5週	6週	7週	8週	9週	10週	内臓に於ける剖検所見（結節形成） 肺	肝	脾
1r	1	十 −	− −	− −	− −	− −	− −	− −	− −	− −	− −	−	−	−
	2	卄 ±	− 十	− −	− −	− −	− −	− −	死					
	3	十 −	死											
	4	G 十	G −	− −	− −	− −	− −	− −	− −	− −	− −	−	−	−
	5	十 −	− −	− −	− −	− −	− −	− −	− −	− −	− −	−	−	−
	6	十 −	− −	− −	− −	− −	− −	− −	− −	− −	− −	−	−	−
	7	十 −	− −	− −	− −	− −	− −	− −	死					
	8	卄 −	卄 十	十 十	− 卄	− 卄	− 卄	− 十	− 十	− −	− −	−	−	−
	9	十 −	− 十	− 十	± 卄	± 卄	± 十	− −	− −	− −	− −	−	−	−
	10	卄 −	− −	− −	十 −	十 −	− −	− −	− −	− −	− −	−	−	−
												−	−	−
3r	11	卄 −	− −	− −	− −	− −	− −	− −	− −	− −	− −	−	−	−
	12	卄 −	− −	− −	死									
	13	十 −	− 十	− 十	− −	− −	− −	− −	− −	− −	− −	−	−	−
	14	卄 −	− −	− −	− −	− −	− −	− −	− −	− −	− −	−	−	−
	15	卄 −	− −	− −	− −	− −	− −	− −	− −	− −	− −	−	−	−
	16	卄 −	− −	− −	− −	− −	− −	− −	死					
	17	卄 −	− −	− −	− −	− −	− ±	− −	− −	− −	− −	−	−	−
	18	十 −	− −	− −	− ±	− ±	− 十	− −	死					
	19	卄 −	死											
	20	十 −	G 十	− 十	− −	− −	− −	− −	− −	− −	− −	−	−	−
												−	−	−
8r	21	十 −	− −	− −	十 卌	十 卌	十 卅	十 卄	− 卄	− 卄	− 十	−	−	−
	22	卄 −	卄 −	十 −	− −	− −	− −	− −	− −	− −	− −	−	−	−
	23	卄 −	− 十	− −	− −	− −	− −	− −	− −	− −	− −	−	−	−
	24	卄 −	卄 十	十 十	− −	− −	− −	− −	− −	− −	− −	−	−	−
	25	卄 −	十 十	十 十	− 十	− −	− −	− −	十 −	十 −	− −	−	−	−
	26	卄 十	卄 十	十 −	− −	− −	− −	− −	− −	− −	− −	−	−	−
	27	卄 −	− −	− −	− ±	− 十	− −	− −	− −	− −	− −	−	−	−
	28	卄 ±	− ±	− 十	− 卌	− 卌	− 卌	− 卅	− −	− −	− −	−	−	−
	29	卄 −	− 十	− ±	− −	− −	− −	− −	− −	− −	− −	−	−	−
	30	卄 −	− −	− −	− −	− −	− −	− −	− −	− −	− −	−	−	−
												−	−	−
11r	01	卅 −	卄 −	卄 −	− −	− −	− −	− −	− −	− −	− −	−	−	−
	02	卄 −	卄 −	卄 −	− −	− −	− −	− −	− −	− −	− −	−	−	−
	03	卄 −	卄 ±	卄 ±	− ±	− −	− −	− −	− −	− −	− −	−	−	−
	04	卄 十	卄 十	卄 −	− −	− −	− −	− −	− −	− −	− −	−	−	−
	05	卄 −	卄 −	卄 −	− −	− −	− −	− −	− −	− −	− −	−	−	−
	06	卄 −	卄 −	卄 十	− 十	− ±	− −	− −	− −	− −	− −	−	−	−
	07	卄 −	卄 −	卄 −	− −	− −	− −	− −	− −	− −	− −	−	−	−
	08	卄 −	卄 −	卄 −	− −	− −	− −	− −	− −	− −	− −	−	−	−
	09	卅 −	卄 −	卄 −	− −	− −	− −	− −	死					
	010	卄 −	卄 ±	卄 −	− ±	− −	− −	− −	− −	− −	− −	−	−	−
												−	−	−
17r	011	十 −	− −	− −	− −	− −	− −	− −	− −	− −	− −	−	−	−
	012	卄 −	− −	− −	− −	− −	− −	− −	− −	− −	− −	−	−	−
	013	卄 −	± 十	十 ±	− 十	− 十	− 十	− −	− −	− −	− −	−	−	−
	014	十 −	± −	− −	− −	− −	− −	− −	− −	− −	− −	−	−	−
	015	卄 −	十 −	− −	− −	− −	− −	− −	− −	− −	− −	−	−	−
	016	十 −	± −	− −	− −	− −	− −	− −	− −	− −	− −	−	−	−
	017	十 −	− −	− −	− −	− −	− −	− −	− −	− −	− −	−	−	−
	018	卄 −	卅 −	卄 −	− −	− −	− −	死						
	019	十 −	十 −	十 −	− −	− −	− −	− −	− −	− −	− −	−	−	−
	020	卄 −	卄 −	卄 −	− −	− −	− −	− −	− −	− −	− −	−	−	−

（田中委員報告）

日本学術振興会第８小委員会『結核予防接種に関する報告書』（結核予防会、1943）

表中記載　G（潰瘍）十（米粒大）卄（大豆大）卅（豌豆大）卌（空豆大）

※モルモットのBCG接種局所の大きさは、卅（えんどう豆大）を超えない。

（表22-4）

第14表

B.C.Gによる Koch 氏現象（その一）
（皮下接種の場合）

●……潰瘍
⊕……膿瘍
○……硬結

		1日			4日			10日			14日			21日			28日			35日		
	番号	1mg	0.1mg	0.01mg	1mg	0.1mg	0.01mg	1mg	0.1mg	0.01mg	1mg	0.1mg	0.01mg	1mg	0.1mg	0.01mg	1mg	0.1mg	0.01mg	1mg	0.1mg	0.01mg
結核モルモット	30							○			○	○		○	○		○	○		○	○	
	31										死亡											
	32				○	○		○	○	○	○	○		○	○		○	○		○	○	
	33				○			⊕	○	○	○	○		●								
	34										○	○		死亡								
	35				○			○			○			○								
	36				○			○			⊕	○		●	●							
	37				○	○		○	⊕	○	⊕	●		●	○	○	●	○				
	38				○	○		○	○	○	●	○	○	●								
	39				○			○	○		死亡											
	40				○	○		○	○	○	●	●	○	○	○							
	41				○			○	○		●			●	○		○					
	42										死亡											
	43				○	○		○	○		⊕	⊕		●	○		○	○		○	○	
	44				○	○		○	○		死亡											
健康モルモット	46													○			○	○		●	○	
	47																○			○		
	48							○			○			○			○			●		
	49							○			○			○			○			○	○	
	50										○			○			○			○		
	51																					
	52							○			○			○			○			○	○	
	53							○												○		
	54																					
	55										死亡											
	56																					
	57																					

第15表

B.C.Gによる Koch 氏現象（その二）
（皮内接種の場合）

●……潰瘍
⊕……膿瘍
○……硬結

		1日			4日			10日			14日			21日			28日			35日		
	番号	1mg	0.1mg	0.01mg	1mg	0.1mg	0.01mg	1mg	0.1mg	0.01mg	1mg	0.1mg	0.01mg	1mg	0.1mg	0.01mg	1mg	0.1mg	0.01mg	1mg	0.1mg	0.01mg
結核モルモット	1	○			○	○		●	●	○	●	●	●									
	2	○			○			死亡														
	3	○			○	○		●	●	●	●	●	●									
	4	○	○		⊕	○		●	●	○	●	●	●									
	5	○	○		○	○		●	○		●	●										
	6	○			⊕			●	○		●	○										
	7	○	○		○	○		●	○		●	●	●									
	8	○	○		○	○		●	●	●	●	●	●									
	9	○	○		○	○		●	●	○	●	●										
	10	○	○		⊕	○		●	●	●	●	●	●									
	11	○			○	○		●	○		死亡											
	12	○	○		○	○		●	●	●	●	●	●									
	13	○	○		⊕	○		●	●	○	●	●	●									
	14	○			○	○		●	●	○	●	●										
	15	○			⊕	○		●	●		●	●	●									
健康モルモット	16	○			○			●			●	●		●								
	17	○			○			●						●								
	18	○			○												死亡					
	19	○			○			○			●	○										
	20	○			⊕									●			●	●				
	21	○			○																	
	22	○			⊕			○														
	23	○			○			●			●	●	○				●					
	24	○			○			●			●	●										
	25	○			⊕			●														

柳澤謙「結核の疫学特にBCGに就いて」（医学講演会講演集、1941）

（表22-5）BCG研究棟からの脱走（総数）

①BCG接種局所の病変出現度	39人（129人中）
②BCG接種量とその予防効果	60人（100人中）
③BCG接種局所膿瘍より新たに分離した菌株の毒性検査成績	55人（178人中）
④BCGによるコッホ現象	42人（52人中）
合計	196人（459人中）

柳澤謙「結核の免疫特にBCGに就いて」（医学講演会講演集、1941）
『結核予防接種に関する報告書』（結核予防会、1943）

4 結核発病率観察棟からの脱走

No.18とNo.19の工場は結核の発病率を観察するために使用されており、544人の収容棟が二つありました。発病率の観察は2年ごとに2回行われたことがわかります。1933（昭和8）年10月27日真夜中に工場からの逃亡事件が起きました。No.19の工場からはBCG未接種者93人とBCG既接種者149人の計242人が逃亡しました。工場の従業員は満州の青少年であると考えられます（表23）。

No.19の工場では逃亡できなかったBCG未接種者は451人と、BCG既接種者は391人で、それぞれ54人と10人の

(表23)

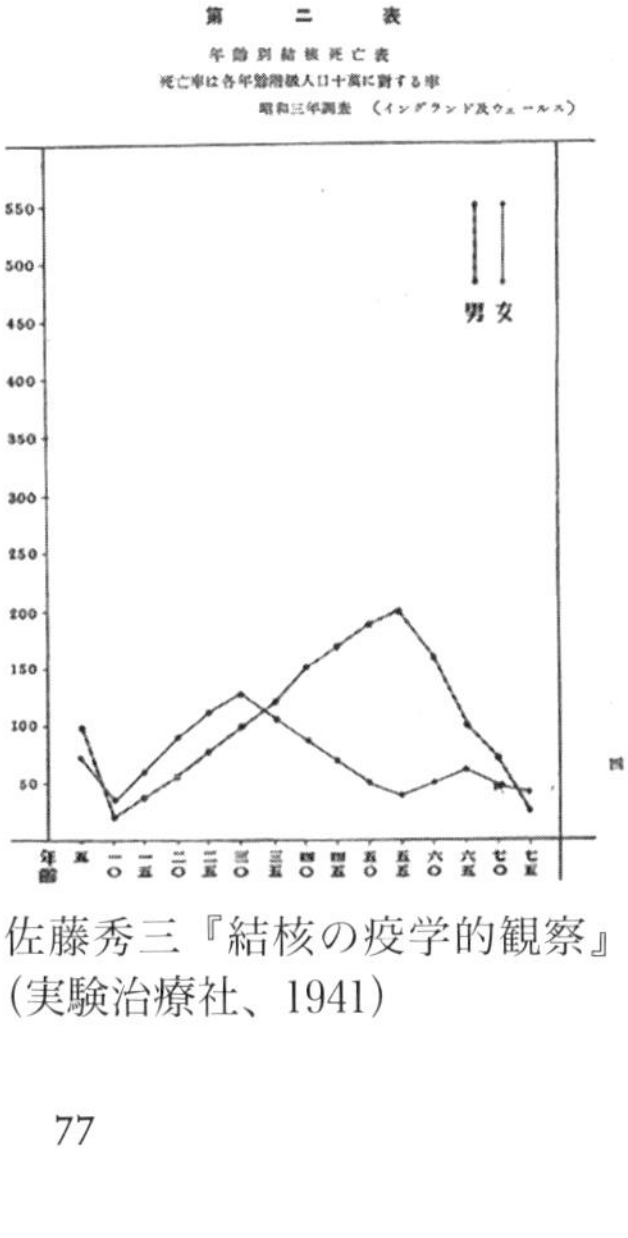

佐藤秀三『結核の疫学的観察』(実験治療社、1941)

第二表　英国の結核死

英国では年齢が高くなってから死亡率が上がってくる。
年齢が後になって上がってくるのは先進諸国における一般的な形である。
中国東北部（満州）でも台湾でも同じイギリス型である。

発病者が出ています。結核の発病率はＢＣＧ未接種者の方が有意に高く、日本の看護婦集団に類似していることが示唆されます。この実験も日本の感染データに近づけるため操作されたと考えています。ＢＣＧを接種した一定期間後に、ＢＣＧ未接種者にもＢＣＧ既接種者にも被験者全員に結核菌を投与したデータとして矛盾しません（表24）。ＢＣＧ未接種者が全員感染しても、発病者は54人、発病率は約12％でした。これは肺結核に感染しても９割の人に発症せず、発病に至るのは１割ほどという現在のデータと一致します。

「結核発病率観察棟」からの脱走者２４２人、ＢＣＧの研究棟からの斃死、逃亡者は１９６人、合計４３８人です。

（表24）

集団No.	報告者	実施集団	観察期間	「ツ」反応（−）BCG 未接種者 人員	発病者数 発病率（M_1）	「ツ」反応（−）BCG 既接種者 人員	発病者数 発病率（M_2）	$\frac{M_1}{M_2}$	$\frac{M_1-M_2}{\sqrt{m^2(X)_1+m^2(X)_2}}$
1	田中 金井	海軍	1年9ヵ月	794	51 6.42±0.87%	1,593	42 2.64±0.40%	2.4	3.94
2	田中 金井	海軍	1ヵ年	867	87 10.03±1.02%	9,117	349 3.83±0.20%	2.6	6.94
3	有馬	専門 中等学校	約5ヵ年	186	7 3.76±1.39%	764	3 0.39±0.23%	9.6	2.57
4	有馬	専門 中等学校	約4ヵ年	294	4 1.36±0.67%	888	5 0.56±0.25%	2.4	1.13
5	有馬	専門 中等学校	約3ヵ年	525	7 1.33±0.50%	1,881	14 0.74±0.20%	1.8	1.10
6	有馬	国民体力 検査受検者	1ヵ年	1,069	15 1.40±0.36%	1,196	1 0.08±0.08%	17.5	3.56
7	同	国民学校	2ヵ年	244	16 6.65±1.60%	831	1 0.12±0.12%	55.4	4.09
8	同	国民学校	3ヵ年	256	3 1.17±0.37%	912	0 0		2.22
9	同	工場 従業員	1ヵ年	320	11 3.44±1.02%	133	1 0.75±0.75%	4.6	2.13
10	今村	看護婦	2ヵ年半	135	40 29.63±3.93%	136	18 13.23±2.90%	2.4	3.36
11	今村	看護婦	1ヵ年	189	30 15.87±2.66%	498	14 2.81±0.74%	5.7	4.74
12	今村	看護婦	2ヵ年	161	19 11.77±2.54%	285	9 3.16±1.04%	3.7	3.13
13	今村	高等専門 大学生	1ヵ年	169	4 2.37±1.17%	313	2 0.64±0.45%	3.7	1.44
14	今村	高等専門 大学生	2ヵ年	169	9 5.33±1.68%	313	6 1.92±0.77%	2.8	1.80
15	今村	中等学校	1ヵ年	3,319	63 1.90±0.24%	8,976	84 0.94±0.10%	2.0	3.64
16	今村	中等学校	2ヵ年	2,443	147 6.01±0.48%	6,281	157 2.50±0.20%	2.4	6.73
17	今村	中等学校	3ヵ年	503	30 6.00±1.01%	1,906	46 2.41±3.49%	2.5	3.36
18	今村	工場 従業員	1ヵ年	544	25 4.60±0.90%	544	10 1.84±0.57%	2.5	2.64
19	今村	工場 従業員	2ヵ年	451	54 11.97±1.53%	395	10 2.53±0.79%	7.8	5.52
20	今村	紡績 女工手	[illegible]	11,050	150 1.36±0.11%	12,395	90 0.73±0.07%	1.9	4.74
21	今村	紡績 女工手	2ヵ年	5,481	113 2.06±0.19%	6,307	97 1.54±0.16%	1.3	2.08
22	今村	紡績 女工手	3ヵ年	3,465	73 2.11±0.24%	3,860	68 1.76±0.21%	1.2	1.10
23	野谷 海老名	東北帝[illegible] 学生	1年2ヵ月	262	18 6.87±1.53%	138	1 0.72±0.72%	9.5	3.03
24	西野	飛行機工 場見習工	1ヵ年	518	24 4.63±0.92%	398	8 2.01±0.70%	2.3	2.26
25	西野	飛行機工 場見習工	2ヵ年	441	54 12.24±1.56%	337	10 2.96±0.92%	4.1	5.12
26	戸田	看護婦	2ヵ年	101	9 8.91±2.83%	127	3 2.36±1.35%	3.7	2.09
27	戸田	看護婦	3ヵ年半	101	14 13.86±3.44%	127	11 8.66±2.49%	1.6	1.22
28	戸田	看護婦	4ヵ年半	101	15 14.85±3.54%	127	13 10.24±2.69%	1.5	1.04

『結核予防接種に関する報告書』（結核予防会、1943）

集団No.	報告者	実施集団	観察期間	「ツ」反応（−）BCG 未接種者 人員	発病者数 発病者（M_1）	「ツ」反応（−）BCG 既接種者 人員	発病者数 発病者（M_2）	X^2	$\frac{P}{2}$
18	今村	工場 従業員	1ヶ年	544	25 4.60%±0.90%	544	10 1.84%±0.57%	6.69	0.005
19	今村	工場 従業員	2ヶ年	451	54 11.97%±1.53%	395	10 2.53%±0.79%	26.80	<0.001

A工場

1935年～1937年の実験「NO18」、1933年～1935年の実験「NO19」

A工場=544人2棟　脱走=242人

十二、満州国衛生技術廠（いわゆる満州伝研）の役割

1 満州伝研は東大付属伝染病研究所の人体実験場

「実験医学雑誌」の雑報（18巻、10号）には「今回阿部俊男博士は満州国の懇望により同国の衛生技術廠長に就任せられたのでその送別会が9月21日午後6時、中央亭において開かれたが、出席者114名という非常な盛会であった。席上発起人として佐藤教授の挨拶後宮川所長、長与前所長（長与又郎）から各々送る言葉があった。」と記載されている。

1934年の秋、宮川米次の命令で阿部俊男（東大、1919〈大正8〉年卒）が長春の衛生技術廠に派遣されました。敷地は3万坪あり、彼の任務は東大付属伝染病研究所の人体実験場（小児）を作ることでした（表25）。施設の収容人数は約300人程度でした。当面の任務は1933年10月に起きた背蔭河の逃亡事件の穴埋め実験でした。

（表25）

満州国衛生技術廠（廠長：阿部俊男）収容人数約300名
東京大学付属伝染病研究所の満州部門

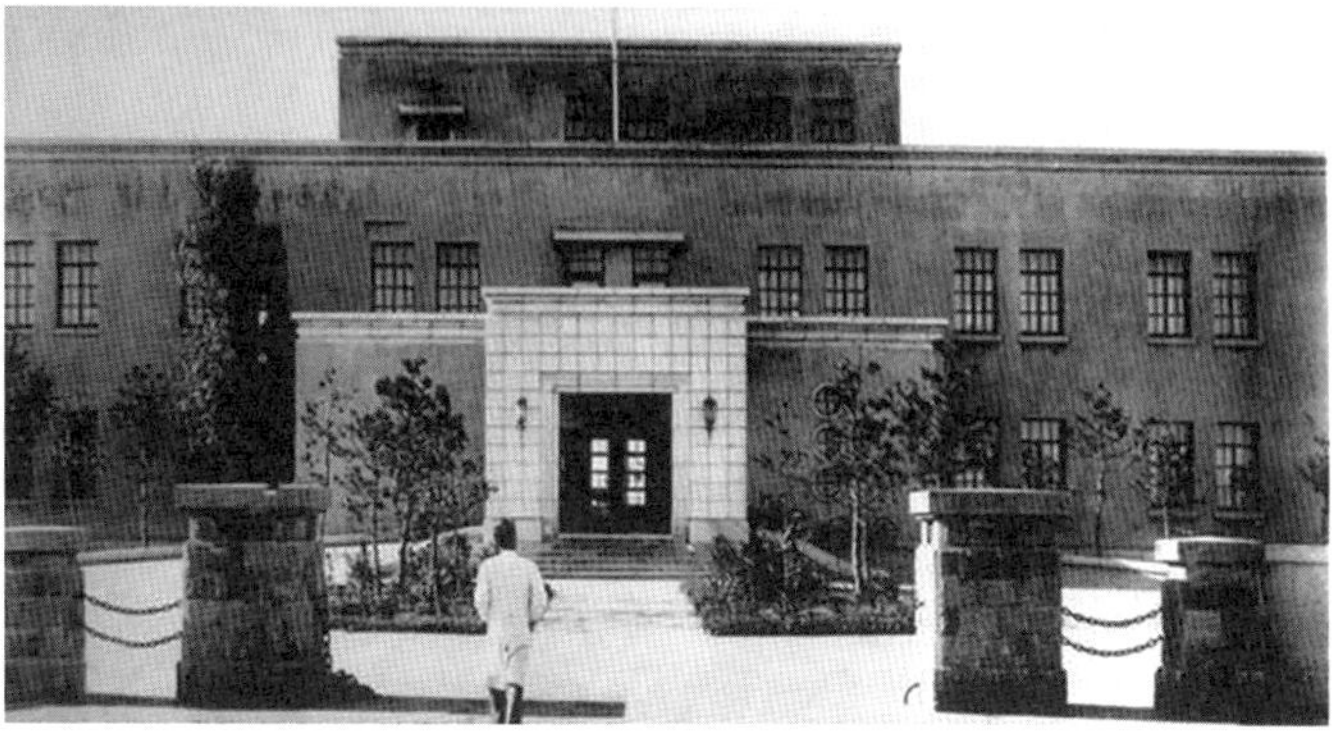

故　朴紅氏提供

①⑥読売新聞 1951年11月9日
②③わが一生の思い出（柳澤謙遺稿集）1983年
④東大の博士論文1944年11月
⑤陸軍軍医学校防疫研究報告
（第452号、第610号、第612号、第843号、第846号・2005年）

「研究内容」
①脱走事件の穴埋め実験
②BCGの乳幼児の腹腔内投与（山岡克己）
③腋窩へのBCG接種（高橋義夫）
④BCGの再接種の研究（益子義教）
⑤林武夫の結核予防人体実験
⑥乾燥BCGワクチンと結核発病率

②柳澤謙の穴埋め実験

満州国衛生技術廠の穴埋め実験は柳澤謙が行ったものです。No.19の「結核発病率観察棟」で斃死、逃亡事件の穴埋め実験にはBCG未接種者144人とBCG既接種者162人が準備されました。この実験について1951（昭和26）年の『医学のあゆみ　第12巻第6号』で柳澤謙は「これは当時陸軍において最も結核の多発いたしました軍関係のある集団でございます。1年間に12・5%という発病率のある恐るべき結核の多発する集団で行った。（略）BCGを接種しない対象群からは2名の結核死亡者を出しております。」とあたかも野外実験で行ったように説明しています。

明らかに嘘の証言で、この実験は野外ではなく工場で行われたものです（表26）。このひどい発病率はBCGを接種した一定期間後に、BCG既接種者にもBCG未接種者にも全員に結核菌を投与したデータの為です。被験者の全員が感染し、12・5%が発病しています。

2名の死亡者は（表28）の工場従業員の中にくみ入れられています。

(表26)「ッ」反応陰性BCG未接種者と「ッ」反応陰性BCG既接種者との結核発病率比較

脱走事件（穴埋め実験）	観察期間	「ッ反」反応(-) BCG未接種者			「ッ反」反応(-) BCG既接種者			X^2	$\frac{P}{2}$
		人員	発病者数	発病者数	人員	発病者数	発病者数		
脱走事件の補填	2ヶ年（1935～1937）	144	18	12.5%	162	5	3.1%	3.84	<0.001

『読売新聞』、1951年11月9日の記事より

		BCG未接種者	BCG既接種者
区分	観察数	144	162
	発病者数	18	5
	発病率	12.5%	3.1%

合計：306人

当時陸軍において最も結核の多発いたしました軍関係の或る集団でございます。1ヶ年間に約12.5%という発病率のある恐るべき結核の多発する集団であった。（原文より）

『読売新聞』（1951年11月９日）
『医学のあゆみ　第12巻第６号』（医歯薬出版株式会社、1951）

③ BCG未接種者とBCG既接種者との結核死亡率の比較

当時の日本の青少年の結核による死亡率は非常に高く、人口10万人に対して500人を超える（表27）という状況で大きな社会問題でした。

一方イングランド&ウェールズでは極めて低く、満州や台湾でもイギリス型の低い死亡率でした。しかし満州や台湾に住んでいる日本人の死亡率は日本国内と同じレベルだったという矛盾がありました。工場従業員のBCG未接種者から4名の結核死亡者が出ていますが、BCG既接種者では接種後2年以内には1名も結核死亡者が出ていないことがわかります。

一見BCGワクチンの有効性を示しているように見えます。しかし結核死亡数が少ないため統計学的には有意とは言えない結果です（表28）。1931年頃の日本の結核の死亡率は極めて高く、予後も不良でした。結核に罹患した男女合わせて2000人の検討では半数が11ヶ月で死亡し、7割5分は1年半で死亡しています。

1931年から1937年の工場での被験者は良好な栄養状態にあり、体重減少は認められませんでした。工場内の栄養状態は日本国内より良好だったと思われます。

(表27)

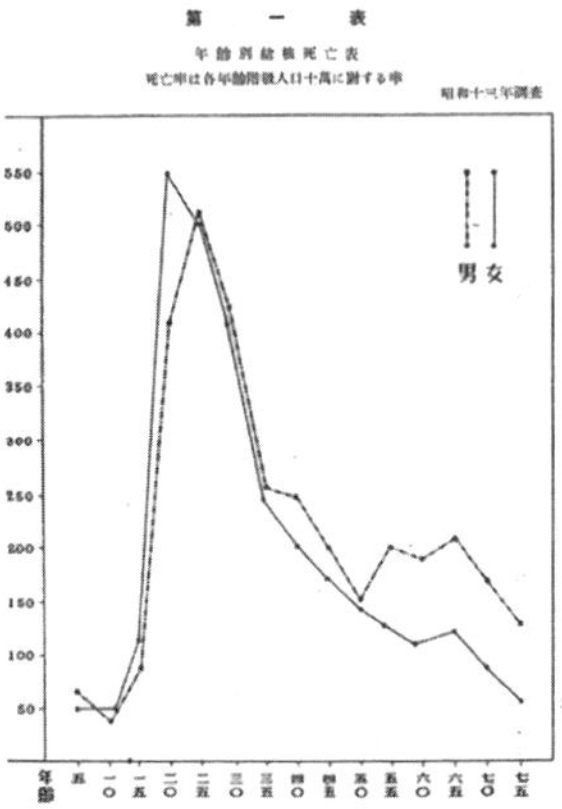

第一表　青年の結核死

「わが国では人口10万人に対し200人が死亡している。年齢別にみると女子が20歳になると550人という数字になる。平均死亡率に対して2.5倍以上ある。

　男子も同じようで25歳のところにピークがあり、人口10万人に対して500人以上、約2.5倍になっている。

わが国に非常に特有な現象であり、他の諸外国ではこの現象は無い。

佐藤秀三『結核の疫学的観察』（医学講演会講演集、1941）

(表28)「ッ」反応陰性BCG未接種者と「ッ」反応陰性BCG既接種者との結核死亡率比較

報告者	実施集団	観察期間	「ッ反」反応(-) BCG未接種者		「ッ反」反応(-) BCG既接種者		X^2	$\frac{P}{2}$
			人員	死亡数 死亡率(M1)	人員	死亡数 死亡率(M2)		
今村、有馬、戸田、坂口、熊谷、海老名	看護婦	2ヶ年	504	31 6.15% ± 1.07%	1015	8 0.79+% ± 0.28%	47	<0.001
今村、有馬	中等学校	3ヶ年	7655	30 0.39% ± 0.07%	20958	9 0.04+% ± 0.011%	49.8	<0.001
今村、西野	工場従業員	2ヶ年	1126	4 0.36% ± 0.13%	1099	0 0	3.89	0.024

『結核予防接種に関する報告書』（結核予防会、1943）

④満州伝研の悲劇

1935（昭和10）年12月16日田中正稔（柳澤謙と同期）は阿部俊男の片腕として満州にわたります。

1938（昭和13）年5月末には風邪をこじらせ肺炎になり6月9日午前3時35分不帰の客となったと報告されています（「実験医学雑誌」雑報22巻7号）。急を聞いて駆けつけた母も間に合わず、翌10日長春で盛大な葬儀が行われました。その後事情をよく知る親族の方から連絡があり、彼の死は服毒自殺によるものであることがわかりました。

更には両親に書かれた遺書の写しを貰いました。遺書の内容は意味不明でした。20日に追悼会が伝研で行われました。しかし追悼会に満州伝研で一緒だったはずの柳澤謙の出席の記録はありませんし、田中正稔の伝研内のありし日の話もありませんでした。

⑤女の子も実験材料

田中正稔の死後フランスのパスツール研究所に留学していた高橋義夫（北大、1934年卒）が帰国し、彼の代わりに技術廠に赴任します。そこで高橋義夫は腋窩接種法を試みました。この方法は腋窩（わきの下）にＢＣＧを接種するもので、皮下に入れたはずのＢＣＧが筋肉内に入り、腋窩に大きな潰瘍ができ治療には非常に苦労することが多々ありました。

年頃の女性などにこの接種法を行う予定でしたが、採用されませんでした。この方法は満州の女の子を実験材料にして、高橋義夫が開発したものです（表29）。１９８１（昭和56）年11月、細菌戦を暴露した森村誠一著『悪魔の飽食』出版後高橋義夫は精神に異常をきたしています。また、山岡克己（東大、１９３０年卒）は乳幼児の腹腔内にＢＣＧ接種を行う方法を満州で開発しました。別に副作用がなかったという報告があり、学振第８小委員会で討議の対象になりました。東大小児科の栗山重信教授から腸管を損傷する恐れもあるし、人体の腹腔内接種は日本では行われたという報告を聞かないと反対されました。さて実験用の乳幼児はどのようにして入手したのか疑問が残ります。

（表29）満州伝研では女の子も実験材料に使われた

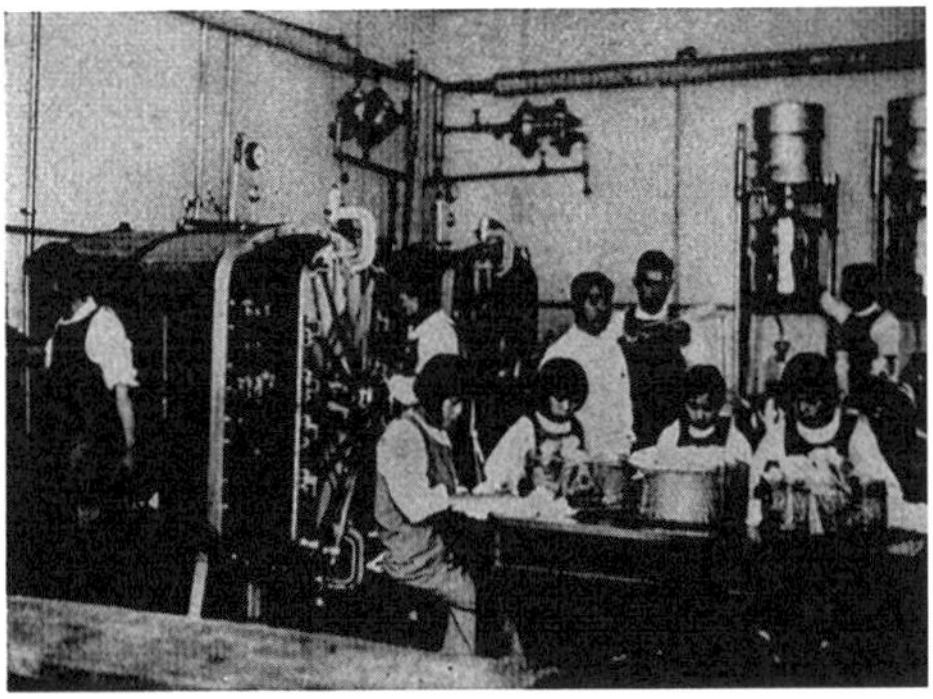

6 被験者は陸海軍が集めた

『報告書』の実験動物（ヒト）の体重は様々でした。「満州伝研」では1941年夏頃から被験者の体重は50kg未満に統一されています（表30）。

柳澤謙によれば「私がBCG接種を行って、ツ反が陽性になったあと1年経っても『ツ反』陽性のものと『ツ反』陰性のものの感染防御能力はかわりない」との考えをもっていました。これを証明するため益子義教（東大、1939年卒）に依頼してBCG再接種を行ったのです。

この時「301匹という沢山のモルモットを使用できたのは私が陸海軍に関係したからである」と『わが一生の思い出』で自画自賛しています。軍が人体実験用のモルモット（ヒト）を実験にあわせて集めていたことを窺わせます。

益子義教は「モルモット（ヒト）に0・04mgのBCGを皮内接種すると25週でツ反は陰性になる」といっています。「実験ではBCG再接種した群としない群にわけて結核菌の感染を行っていますが両群にかわりなかった」というものです。これが終戦直後（1946年9月13日）、東大で受理された博士論文です。

（表30）

「報告書」

実験群 BCG	海猽番号	体重 初期	体重 解剖時
0.01mg	8	310	310
	12	370	480
	18	400	540
	24	410	540
	25	380	520
0.05mg	27	330	420
	32	270	340
	34	320	400
	42	400	600
	49	480	620
0.1mg	52	290	390
	58	480	630
	59	430	400
	62	400	600
	65	290	320
1.0mg	88	550	700
	91	550	730
	98	290	400
	99	680	800
	100	380	400

実験群 BCG	海猽番号	体重 初期	体重 解剖時
0.01mg	1	610	610
	4	270	460
	13	410	500
	14	300	520
	16	510	680
	17	420	570
	21	430	600
0.05mg	29	280	400
	30	290	500
	33	380	600
	35	360	530
	40	590	780
	43	430	650
	50	310	530
0.1mg	53	330	550
	55	300	500
	60	490	670
	71	410	530
	72	490	570

「満州伝研」

動物番号	体重 BCG接種前	体重 剖検時
51	350	535
53	430	835
54	400	630
55	395	650
56	310	800
57	360	620
58	320	530
59	350	560
60	430	720
61	330	580
62	335	510
63	350	530
64	360	655
65	440	715
66	360	605
67	470	690
68	400	635
69	410	625
70	460	680
71	300	550

□ 50kg未満

〔報告書〕『結核予防接種に関する報告書』（結核予防会、1943）
〔満州伝研〕林武夫「BCG乾燥ワクチンに関する研究、第２編免疫試験」（陸軍軍医学校防疫研究所報告）（不二出版、第８冊、180〜184頁、2005）

7 林武夫の人体実験

結核予防の人体実験は林武夫（千葉大、1937年卒）によって益子の実験以降も満州国衛生技術廠で続けられます。実験内容はすべて「陸軍軍医学校防疫研究報告」に掲載されています。順に述べると次のようになります。

第452号「各種接種法ニ依ル免疫試験」、第610号「超音波ワクチンニ依ル免疫試験」、第612号「保存ワクチンヲ以テセル免疫試験」、第843号「乾燥ワクチンニ依ル免疫試験」。対象はいずれも30kg前後の男の子（300g前後の雄モルモット）で、左下腹部に1mgBCGを注射し、BCG接種後10週目に右下腹皮下に0・01mgの結核菌を注射し、10週後一斉に解剖します。使用した子どもたちは、各々230人、230人、150人、260人で合計870人に及んでいます。結核の有無はヒトのツ反の判定基準がつかわれ、BCG接種によって結核予防効果のあることを確認しています。モルモットではBCGによる結核予防効果はありませんから、この実験材料は全て人間です。これらの人体実験で林武夫は1947年10月18日千葉大学で博士号を授与されています。

⑧ 膝襞腺《しっぺきせん》

『報告書』の図譜には解剖した天竺鼠（ヒト）のヒストグラムの一覧が掲載されています。このヒストグラムではすべてBCGの結核予防効果を認めますのでヒトのものだとわかります。しかしBCGの予防効果のない場合にはヒストグラムだけではヒトとモルモットを識別できません。一方林武夫の実験ではヒストグラムと同時に解剖所見を併載しています。

ヒトの結核性病変の解剖所見ではリンパ腺腫脹度は空豆大以上のものが多く、これだけで実験動物はヒトであることが解ります。わが国では、沢山のモルモットの解剖をしているにもかかわらず、モルモットの解剖書が一冊もありません。この間、膝襞腺という解剖用語が理解できず北海道獣医師会に問い合わせました。膝襞腺は1960年代までは使用されていたがその後使用されなくなった解剖学的用語で、しかもこれは膝窩リンパ腺（節）と同じではないかとの回答でした。膝襞は柳澤のモルモット論文ではKnee Foldと訳しており、英語の教科書では膝窩はPopliteal Possaで同じ場所ではないことがわかりました。その後の調査では膝襞とはヒトの膝滑膜ヒダではないかと考えています。

モルモットの解剖図

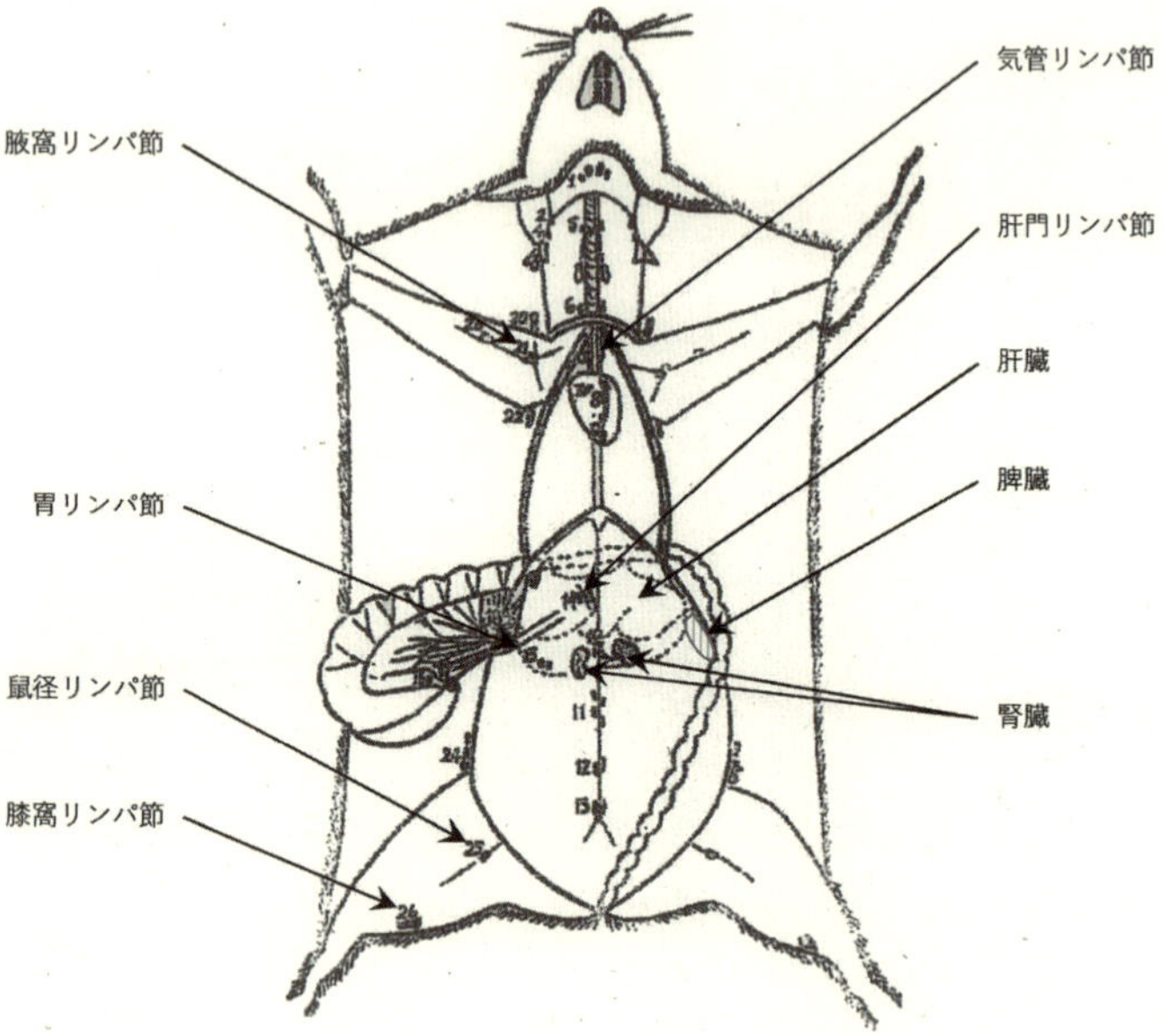

参考図：Hadek. R（1951）

十三、柳澤謙の帰国

1 ＢＣＧの完成

１９３７（昭和12）年6月の「実験医学雑談」の雑報（21巻、6号）で「ＢＣＧ菌はツ反完全陰性な時は皮下接種しても何の反応もなく、ツ反陽性者に使用した時は化膿します。しかし膿瘍も1年くらいで治ります。」と記載されており、伝染病研究所の宮川米次はＢＣＧの完成を祝っています。

柳澤謙は１９３１年東大医学部を卒業しますが、この頃から背蔭河で結核の診断（ツベルクリン反応検査）にたずさわり、ツベルクリン反応基準決定後には結核菌のヒトに対する致死量を決める実験にも加わっています。

また１９３２年1月からはＢＣＧの効果の検討について数え切れないほどの人体実験を行い殺戮行為を繰り返してきました。『結核予防接種に関する報告書』の中だけでも柳澤個人で６１０人の生体解剖の記録があります。満州伝研では、１９３３（昭和８）年10月

27日に起きた背蔭河の脱走者の穴埋め実験も行っています。
伝研の矢追秀武によれば柳澤は１９３７年４月30日工場から伝染病研究所に帰国します。帰国後、彼は東大から博士号を授与されます（表31）。

２ 栄光の道

柳澤謙は１９３８年４月からは出世の道を歩み始めました。彼は栄誉ある日本学術振興会第８小委員会メンバーに選ばれ、32歳の若さで書記局の仕事を担当しました。

（表31）

年月日	柳澤謙の経歴
1907年3月30日	新潟県上越市生まれ。
1931年3月	東大医学部卒業
	東大付属伝染病研究所入局
	出向先不明
1937年4月30日	帰国後、伝染病研究所
1938年4月1日	日本学術振興会第8小委員会委員のメンバーへ（32歳）
	東大医学部より博士号
1939年9月	公衆衛生院
1940年3月	結核予防会結核研究所
1947年9月	国立予防衛生研究所
1952年1月	国立予防衛生研究所結核部長
1972年3月	国立予防衛生研究所所長
1977年8月	国立予防衛生研究所所長を退職
1981年11月	森村誠一『悪魔の飽食』
1982年6月18日	心筋梗塞で死亡

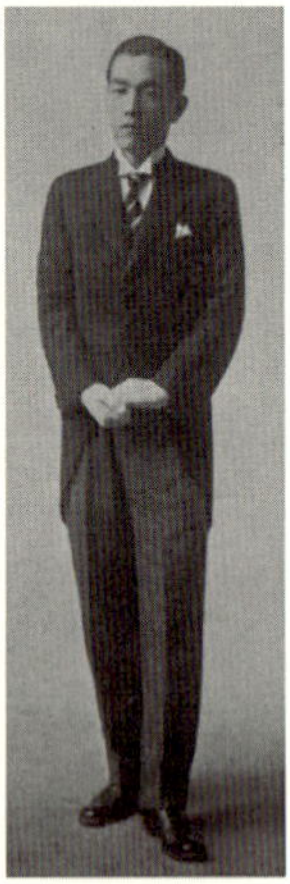
昭和６年３月当時の柳澤謙

矢追秀武『私の70年史』(1965)、『医学のあゆみ　第12巻第６号』(1951)

当面の研究事項

①旧ツベルクリンの標準決定
②本邦における結核感染および発病罹患遷延の実状、ならびにその原因
③結核発病予防を目的にするＢＣＧの効果の実験
④予防方法の検討と決定
⑤研究期間、５ヶ年
⑥予算

１９３８（昭和13）年からの学術振興会での課題とされたものは、１９３８年４月にはこれらの研究事項はほぼ終了していました。彼は戦後１９５２年１月国立予防衛生研究所（現国立感染症研究所）の結核部長に任命され、その後長く同研究所に所属し最終的に所長までの地位を歴任しました。しかし、森村誠一の著書『悪魔の飽食』が出版された後心筋梗塞で亡くなります（表32）。

（表32）日本学術振興会第８小（結核予防）委員会名簿（年齢順）

慶大教授	西野　忠次郎	東大	明治37年卒
北里研究所副部長	渡辺　義正	済世舎	明治37年卒
東大総長	長与　又郎	東大	明治38年卒
海軍省医務局長・海軍軍医中将	高杉　新一郎	東大	明治40年卒
東北大学教授	熊谷　岱蔵	東大	明治40年卒
東大教授	緒方　知三郎	東大	明治40年卒
北大教授	有馬　英二	東大	明治41年卒
厚生省予防局長	高野　六郎	東大	明治42年卒
東大教授	坂口　康蔵	東大	明治43年卒
陸軍軍医学校長・陸軍軍医中将	寺師　義信	京大	明治43年卒
京大医学部長	戸田　正三	京大	明治43年卒
東大教授	栗山　重信	東大	明治44年卒
阪大教授	今村　荒男	東大	明治45年卒
慶大教授	小林　六造	京大	大正2年卒
伝研所員	佐藤　秀三	東大	大正4年卒
東大講師	岡　治道	東大	大正6年卒
海軍医学校教官・海軍軍医中佐	沓掛　諒	新潟医専	大正6年卒
厚生省体育官	原田　豊	東大	大正7年卒
厚生省予防局予防課長	勝俣　稔	東大	大正8年卒
北大教授	井上　善十郎	東大	大正9年卒
厚生省体育官	野津　謙	東大	大正12年卒
九大教授	戸田　忠雄	東大	大正13年卒
満鉄衛生課長	千種　峰蔵	慶大	大正13年卒
伝研所員	柳澤　謙	東大	昭和6年卒

日本学術振興会第８小委員会『結核予防接種に関する報告書』（結核予防会、1943）

委員長長与又郎は1941（昭和16）年８月16日、Ｓ状結腸がんにて死亡。次に委員長になったのは熊谷岱蔵である。

[3] 凍結乾燥

1980年の内藤良一『老SLの騒音』によると、彼は「1938年の秋、無理をしてアメリカにわたりました。当時は太平洋戦争の前夜のこととて、日々の新聞は日本に対する反感を煽り、何処へいっても排日、排ヒットラーの空気の中で、やっとペンシルベニア大学へたどりついてみて驚きました。各種の細菌を凍結乾燥で長くいかしておく研究、母乳をあつめての乾燥、輸血用の乾燥血漿の製造研究が既にはじまっていました。貪るように知識を吸収して歩きました。瓶にいれたクエン酸ナトリウム液の中への採血、その貯蔵、血漿の分離、凍結乾燥など、今では誰でも知っている仕事がすべて珍しく感嘆のみでした。真空ポンプ1台を買い求め、東京の役所の許可がえられないので生活費を極度にきりつめてパンとハムとトマトだけの食生活。クリスマスには誰からも招かれない上、食料店が閉まって食うものがなくなる始末。やむなく深夜アパートのごみバケツを漁った。今から思えばこのときの生きるか死ぬかの境地で泥の上を這いずりまわったことが、私の英語にいささかの力をつけてくれたとおもいます。」。1939年3月16日内藤と1台の真空ポンプを乗せた鎌倉丸が横浜港に投錨しました。その日は春だというのに1m先も見えないほどの激しい雪が降っていたという。林武夫の「陸軍軍医学校防疫研究報告」第843号の人体実験「第4編　乾燥ワクチンニ依ル免疫試験」は内藤良一作成の乾燥ＢＣＧワクチンを使用したものでした。

4 乾燥ＢＣＧワクチン

柳澤は次のように述べています。

『医学のあゆみ　第12巻第6号』（１９５１年）で「１９４２（昭和17）年の秋に実験室内の乾燥ＢＣＧの研究に成功したので直ちに陸軍医学校で大量生産しました。この機械でＢＣＧのワクチンにつきまして培養試験、動物試験、更に人体接種を行っております。ここに持ってきましたがＢＣＧ乾燥ワクチンに関する研究ということでちゃんと印刷になって発表しています」。

この動物試験ではＢＣＧは人間のツベルクリン反応とよく相関し、投与3週目にほぼ陽性になり、結核菌投与の10週目には全例で陽性になっています。ツベルクリン反応の判断基準は４㎜以下（－）、５～９㎜（＋－）、10～14㎜（＋）、15～19㎜（＋＋）20㎜以上（＋＋＋）でヒトのものと同じでした。体重は３００ｇ前後（30㎏前後）で結核にかかってない１２５匹（人）を5群に分け実験を行っています。第１群は調整当日の非乾燥ワクチン、第2群は乾燥ワクチン3ヶ月保存、第3群は乾燥ワクチン6ヶ月保存、第4群は乾燥ワクチン1ヶ年保存、第5群はBCGワクチンを接種しないものとしています。結核菌投与10週前に、乾燥ワクチン1㎎を左下腹部皮内に接種、結核菌は0・01㎎右下腹部皮下注射しています。10週後には解剖し乾燥BCGワクチンの効果を検証しています（表33）。

第1群から第5群の解剖所見と附図（ヒストグラム）で乾燥ワクチンの効果は一目瞭然です。

感染局所リンパ腺である右膝膕腺腫脹度は、空豆大以上の腫脹が多く、反対側の膝膕腺の腫脹は見られませんでした。

リンパ腺の変化ばかりでなく、脾臓の平均重量を見るとBCG接種群と対照群とははっきり相違が見られます。

各群別に膝膕腺の空豆大の大きさの割合を見ると非乾燥ワクチン群と3ヶ月及び6ヶ月保存の乾燥ワクチン群には違いがないが、1ヶ年保存ワクチン接種群と対照群では効果に大きな違いがあることが解ります。

第１群　非乾燥ワクチン接種群

動物番号	体重 BCG接種前	体重 解検時	感染前レーメル氏反応	剖検所見 感染局所所見	淋巴腺 膝膕腺 右	膝膕腺 左	鼠径腺 右	鼠径腺 左	腋窩腺 右	腋窩腺 左	後胸骨腺	気管腺	門脈腺	腸間膜腺	後腹膜腺	内臓 脾臓 所見	脾臓 重量	肺臓	肝臓	腎臓	その他
2	270	510	⧺	−	卌	−	＋	−	−	−	−	＋	⧺	−	⧺	⧺	2.4	−	−	−	
3	365	560	⧺	−	卌	−	＋	−	−	−	−	−	−	−	＋	−	0.4	−	＋	−	
5	355	730	⧻	−	卌	−	＋	−	−	−	−	＋	＋	−	−	−	0.7	−	−	−	
6	315	605	⧺	−	⧺	−	−	−	−	＋	−	＋	−	−	⧺	−	1.8	⧻	−	−	
7	335	650	⧻	⧺	⧻	−	−	−	−	−	−	−	−	−	＋	−	0.9	＋	−	−	
8	435	655	⧺	−	＋	−	−	−	−	−	−	−	＋	−	＋	−	0.9	−	−	−	
9	460	660	⧺	−	⧻	−	＋	−	−	−	−	−	−	−	＋	−	0.9	−	−	−	
10	385	600	⧻	−	⧺	−	−	−	−	−	−	−	−	−	＋	−	1.0	−	−	−	
11	395	700	⧻	−	⧻	−	−	−	−	−	−	−	＋	−	−	−	0.9	−	−	−	
12	325	655	＋	−	⧻	−	＋	−	−	−	−	−	⧺	−	−	⧺	1.0	−	＋	−	
13	350	530	⧺	−	⧻	−	＋	−	−	−	−	−	−	−	＋	−	1.0	−	−	−	
14	375	630	⧺	＋	⧻	−	⧺	−	−	−	卌	⧺	⧺	−	−	⧺	1.8	⧺	−	−	
15	435	610	⧺	G＋	⧻	−	−	−	−	−	−	−	⧺	−	−	⧺	1.5	＋	⧺	−	
16	410	650	⧻	⧺	⧻	−	−	−	−	−	＋	−	＋	−	＋	−	0.5	−	−	−	
17	420	705	⧺	G＋	⧺	−	＋	−	−	−	−	−	＋	−	−	−	0.7	−	−	−	
18	420	765	⧻	⧺	⧻	−	＋	−	−	−	＋	⧺	⧺	−	＋	⧺	1.2	＋	−	−	
19	370	555	⧻	−	卌	−	−	−	−	−	−	⧺	⧺	−	＋	−	0.9	⧺	＋	−	
20	460	600	⧻	−	卌	−	−	−	−	−	−	−	⧻	−	＋	⧺	0.9	⧺	−	−	
22	445	710	⧺	−	⧺	−	−	−	−	−	−	−	−	−	−	−	0.7	−	−	−	
23	340	710	⧻	＋	⧻	−	⧺	−	−	−	−	−	＋	−	⧺	＋	0.7	＋	−	−	
24	350	555	⧺	＋	⧻	−	＋	−	−	−	−	−	−	−	＋	＋	1.2	＋	−	−	
25	320	640	⧺	⧺	⧺	−	−	−	−	−	＋	−	−	−	⧺	−	0.9	＋	−	−	

第2群　乾燥後3ヶ月保存ワクチン接種群

動物番号	体重 BCG接種前	体重 解検時	感染前レーメル氏反応	剖検所見 感染局所所見	淋巴腺 膝襞腺 右	膝襞腺 左	鼠径腺 右	鼠径腺 左	腋窩腺 右	腋窩腺 左	後胸骨腺	気管腺	門脈腺	腸間膜腺	後腹膜腺	内臓 脾臓 所見	脾臓 重量	肺臓	肝臓	腎臓	その他
26	395	620	++	−	++++	−	−	−	−	−	−	−	−	−	−	−	0.6	−	−	−	
27	400	680	++	−	++	+	−	−	−	−	−	+	−	−	+	−	1.2	+	−	−	
28	350	535	++	−	++++	−	−	−	−	−	−	++	++	−	+	+	0.8	+	−	−	
29	370	610	+++	−	++	−	+	−	−	−	−	−	−	−	−	−	1.0	−	−	−	
30	420	765	++	+	+	−	−	−	−	−	−	−	−	−	+	−	1.0	−	−	−	
31	330	665	++	−	+++	−	+	−	−	−	−	+	−	−	++	++	0.7	+	−	−	
32	330	630	+++	−	++++	−	−	−	−	−	−	−	+	−	++	+	1.2	+	−	−	
33	400	660	++	−	++++	−	++	−	−	−	−	++	++	−	++	−	1.5	+	−	−	
34	345	625	+++	+	++	−	−	−	−	−	−	+	+	−	−	−	0.9	+	−	−	
35	335	620	+++	−	++++	−	−	−	−	−	−	−	++	−	+	−	0.5	−	−	−	
36	410	650	+	−	++++	−	+	−	−	−	−	+	−	−	++	−	1.0	+	+	−	
37	375	540	++	−	++	−	−	−	−	−	−	+	++	−	++	++	1.2	+	+	−	
38	375	665	++	++	++++	−	+	−	−	−	−	−	+	−	+	+	0.9	−	+	−	
39	330	655	++	−	+++	−	−	−	−	−	−	−	++	−	++	++	1.0	−	−	−	
40	420	635	+++	G+	++++	−	+	−	−	−	−	+++	+++	−	−	++	1.5	+	−	−	
41	350	530	++	G+	+++	−	−	−	−	−	−	+	++	−	+	++	1.2	++	+	−	
42	400	700	++	−	+++	−	++	−	−	−	−	−	−	−	++	−	0.6	−	−	−	
43	460	615	++	+	++	−	−	−	−	−	−	−	−	−	+	−	0.7	−	−	−	
44	370	530	++	+++	+	−	−	−	−	−	−	−	++	−	+	−	0.6	−	+	−	
45	360	640	++	−	+++	−	+	−	−	−	−	−	−	−	+	++	0.6	−	−	−	
46	390	675	+++	G+	++++	−	++	−	−	−	−	+++	+++	−	++++	++	1.5	++	+	−	
47	360	530	+++	−	+++	−	−	−	−	−	−	−	+	−	+	+	0.4	−	−	−	
48	360	655	+++	+	+++	−	+	−	+	−	−	−	−	−	+	+	0.8	−	−	−	
49	430	680	++	G+	+++	−	+	−	−	−	−	−	+	−	+	+	1.0	−	−	−	
50	410	675	+++	−	++	−	−	−	−	−	−	++	−	−	−	−	1.7	+	−	−	

第3群　乾燥後6ヶ月保存ワクチン接種群

動物番号	体重		感染前レーメル氏反応	剖検所見																	
	BCG接種前	解検時		感染局所所見	淋巴腺											内臓					
					膝膕腺		鼠径腺		腋窩腺		後胸骨腺	気管腺	門脈腺	腸間膜腺	後腹膜腺	脾臓		肺臓	肝臓	腎臓	その他
					右	左	右	左	右	左						所見	重量				
51	330	535	±	G+	+++	+	+	−	−	−	−	+	++	−	+	+	1.3	−	+	−	
52	430	835	+++	+++	+++	−	+	−	−	−	−	+++	++	−	++	++	1.6	++	++	−	
54	400	630	+	+++	++	−	+	−	−	−	+	+	++	−	++	−	1.6	−	−	−	
55	395	650	+	−	++	−	−	−	−	−	−	+	−	−	+	−	1.0	−	−	−	
56	310	500	++	−	+++	−	+	−	−	−	−	++	+	−	+	++	1.0	+	+	−	
57	380	620	++	G+	+++	−	+	−	−	−	−	+	−	−	++	+	1.0	+	−	−	
58	320	530	++	−	++	−	−	−	−	−	−	−	+	−	+	−	1.0	+	−	−	
59	350	560	++	−	+++	−	−	−	−	−	−	++	−	−	+	−	0.6	++	−	−	
60	430	720	++	−	++++	−	+	−	−	−	−	++	+++	−	++	+++	1.7	++	+	−	
61	330	580	++	−	+	−	−	−	−	−	−	−	+	−	+	−	1.0	−	−	−	
62	335	510	++	−	+++	−	−	−	−	−	−	++	+	−	++	++	1.0	−	−	−	
63	350	520	++	++	++	−	−	−	−	−	−	++	++	−	+	++	0.7	−	−	−	
64	360	655	+++	−	+++	−	−	−	−	−	−	−	++	−	++	−	1.0	−	−	−	
65	440	715	+++	G+	++++	−	+	−	−	−	−	+	++	−	−	+	1.0	−	−	−	
66	380	605	++	−	+++	−	+	−	−	−	−	−	−	−	++	−	1.0	−	−	−	
67	470	690	+++	++	++	−	−	−	−	−	−	+	+	−	++	++	0.9	−	−	−	
68	400	635	+++	G++	++++	−	+	−	+	−	++	+	++	−	++	+++	1.2	−	−	−	
69	410	525	++	+	+	−	−	−	−	−	−	−	−	−	−	−	0.9	−	−	−	
70	460	680	++	−	+++	−	+	−	−	−	−	+	+	−	+	+	1.1	−	−	−	
71	300	550	++	−	++	−	+	−	−	−	−	+	−	−	+++	−	1.3	−	−	−	
72	430	605	+++	++	+++	−	−	−	−	−	−	+	++	−	−	−	1.0	−	−	−	
73	410	660	+++	++	++++	−	+	−	−	−	−	−	+	−	++	−	0.7	−	−	−	
74	290	480	++	−	+++	−	++	−	−	−	+	+	++	++	+	−	0.9	+	−	−	
75	450	720	+++	++	+++	−	+	−	−	−	−	+	−	−	+	+	0.6	−	−	−	

第4群　乾燥後1ヶ年保存ワクチン接種群

動物番号	体重 BCG接種前	体重 解検時	感染前レーメル氏反応	剖検所見 感染局所所見	淋巴腺 膝膕腺 右	淋巴腺 膝膕腺 左	淋巴腺 鼠径腺 右	淋巴腺 鼠径腺 左	淋巴腺 腋窩腺 右	淋巴腺 腋窩腺 左	後胸骨腺	気管腺	門脈腺	腸間膜腺	後腹膜腺	内臓 脾臓 所見	内臓 脾臓 重量	肺臓	肝臓	腎臓	その他
76	365	680	+++	—	++++	—	+	—	—	—	—	+	+++	++	+	+	1.3	+	—	—	
77	350	610	++	+	+++	—	+	—	—	—	—	+	++	++	+	+	0.8	+	+	—	
78	415	540	+++	—	++++	—	++	—	—	—	—	—	+++	+++	+++	—	0.9	—	—	—	
79	340	560	±	+++	+++	—	—	—	+	—	++	++	+++	+++	+++	+++	1.4	+	++	—	
80	460	700	++	—	+++	—	—	—	—	—	—	—	—	—	—	+	0.5	—	—	—	
81	390	640	++	++	++++	—	+	—	—	—	+	+	++++	—	+	++	1.5	+	—	—	
84	290	695	+++	+	++++	—	+	—	—	—	—	+	+++	—	+++	+	1.2	++	—	—	
85	460	740	++	—	++++	—	+	—	—	—	—	++	+++	—	++	++++	2.4	+	+	—	
86	370	630	+++	—	++++	—	+	—	—	—	—	+	+	+	+	++	1.0	++	—	—	
87	290	645	++	++	++	—	++	—	—	—	—	—	+	—	—	+	0.7	—	—	—	
88	310	650	+++	++	+++	—	++	—	—	—	—	+	+	—	+	+	1.1	+	—	—	
89	290	500	+++	++	+++	—	—	—	—	—	—	+++	+++	—	+	++++	1.7	+++	++	—	
90	300	615	+++	—	+++	—	—	—	—	—	—	—	—	—	—	—	1.0	—	—	—	
91	350	630	+++	G+	+++	—	—	—	—	—	—	++	++	—	+	+++	1.4	+	++	—	
93	350	655	+++	+	+++	—	+	—	—	—	—	++	++	—	—	++	1.2	++	—	—	
94	345	550	+++	G+	—	—	—	—	—	—	—	++	+++	—	+	++	1.2	—	—	—	胸膜癒着
95	350	685	+++	—	+++	—	—	—	—	—	—	+	+	—	—	—	1.0	+	—	—	
98	340	705	+++	—	++++	—	+	—	—	—	++	++++	+	—	—	+	1.3	++	—	—	
99	365	795	+++	+	+++	—	—	—	—	—	—	+	+	—	+	—	1.0	+	—	—	
100	370	700	++	+	+++	—	+	—	—	—	—	++	+	—	++	—	1.0	+	—	—	

第5群　対照群（BCG非接種群）

動物番号	体重 BCG接種前	体重 解検時	感染前レーメル氏反応	剖検所見 感染局所所見	淋巴腺 膝膕腺 右	膝膕腺 左	鼠径腺 右	鼠径腺 左	腋窩腺 右	腋窩腺 左	後胸骨腺	気管腺	門脈腺	腸間膜腺	後腹膜腺	内臓 脾臓 所見	脾臓 重量	肺臓	肝臓	腎臓	その他
101	355	550	−	G＋	⧻	−	＋	−	−	−	−	＋	⧺	−	⧺	⧻	1.4	＋	⧺	−	
102	345	610	−	⧻	⧺	−	＋	−	−	−	−	⧺	＋	−	＋	＋	1.4	＋	＋	−	
103	325	660	−	G＋	⧻	−	−	−	−	−	−	−	⧻	−	−	⧺	1.2	＋	⧺	−	
104	330	520	±	G⧺	⧺	−	−	−	−	−	−	⧺	＋	−	＋	⧻	1.9	⧺	⧺	−	
106	340	505	±	G＋	⧻	−	＋	−	−	−	−	＋	⧺	−	⧺	⧻	7.3	⧻	⧺	−	
107	375	625	−	G⧺	⧻	＋	＋	−	−	−	−	⧺	⧺	−	⧺	⧻	3.2	⧺	⧻	−	
108	405	610	±	G⧺	⧺	⧺	⧺	−	−	−	−	＋	⧺	−	＋	⧻	2.0	＋	−	−	
109	360	575	±	G⧺	⧺	−	−	−	＋	−	−	＋	−	−	＋	⧻	2.0	⧺	＋	−	
110	460	655	±	G⧺	⧻	−	＋	−	−	−	−	⧺	⧻	⧺	⧺	⧻	2.2	⧺	⧺	−	
111	260	610	−	G⧻	⧻	−	＋	−	−	＋	−	⧺	⧺	−	＋	⧻	7.6	⧺	⧻	＋	
112	350	530	−	＋	⧺	＋	＋	−	−	−	＋	⧺	⧺	＋	＋	⧻	4.2	⧺	⧺	−	
113	320	570	±	G⧺	⧻	−	⧺	−	−	−	−	⧺	⧺	−	⧺	⧻	3.2	⧺	⧺	−	大網膜結節
114	330	600	±	G⧺	⧺	＋	⧺	＋	＋	−	＋	＋	⧺	−	＋	⧻	9.2	⧻	⧻	−	
115	380	600	±	G⧻	⧻	＋	⧺	−	＋	−	−	⧺	⧺	−	⧺	⧻	3.3	⧺	⧺	−	
116	325	610	−	G⧺	⧻	＋	⧺	−	−	−	−	⧺	⧺	−	＋	⧻	5.4	⧻	⧻	−	
117	410	360	＋	G＋	⧻	−	⧺	−	−	−	⧺	⧺	＋	＋	＋	⧻	4.4	⧺	⧻	−	
118	355	530	−	G＋	⧻	−	−	−	−	−	−	⧺	⧺	−	−	−	0.5	⧺	＋	−	
119	400	680	−	−	⧺	−	−	−	−	−	−	⧺	⧺	−	⧺	⧺	1.2	⧺	−	−	
120	380	560	−	G⧺	⧺	−	＋	−	＋	−	−	⧺	⧺	−	⧺		1.7	⧺	⧺	−	胸膜癒着
121	345	580	±	G＋	⧺	−	−	−	−	−	−	⧺	＋	−	＋	＋	0.5	＋	⧺	−	
122	350	590	±	G＋	⧻	−	＋	−	−	−	＋	＋	⧺	−	⧺	⧻	2.4	⧺	⧺	−	
123	355	680	＋	G＋	⧺	＋	＋	−	−	−	−	⧺	⧺	−	⧺	⧺	0.8	＋	−	−	
124	320	505	±	＋	⧻	−	＋	−	−	−	−	⧺	⧺	−	⧺	⧻	1.4	⧺	＋	−	
125	375	690	±	G⧺	⧻	−	＋	−	−	−	−	⧺	⧺	−	＋	⧺	1.7	⧺	⧺	−	

（表33）第１群から対照群までのヒストグラム

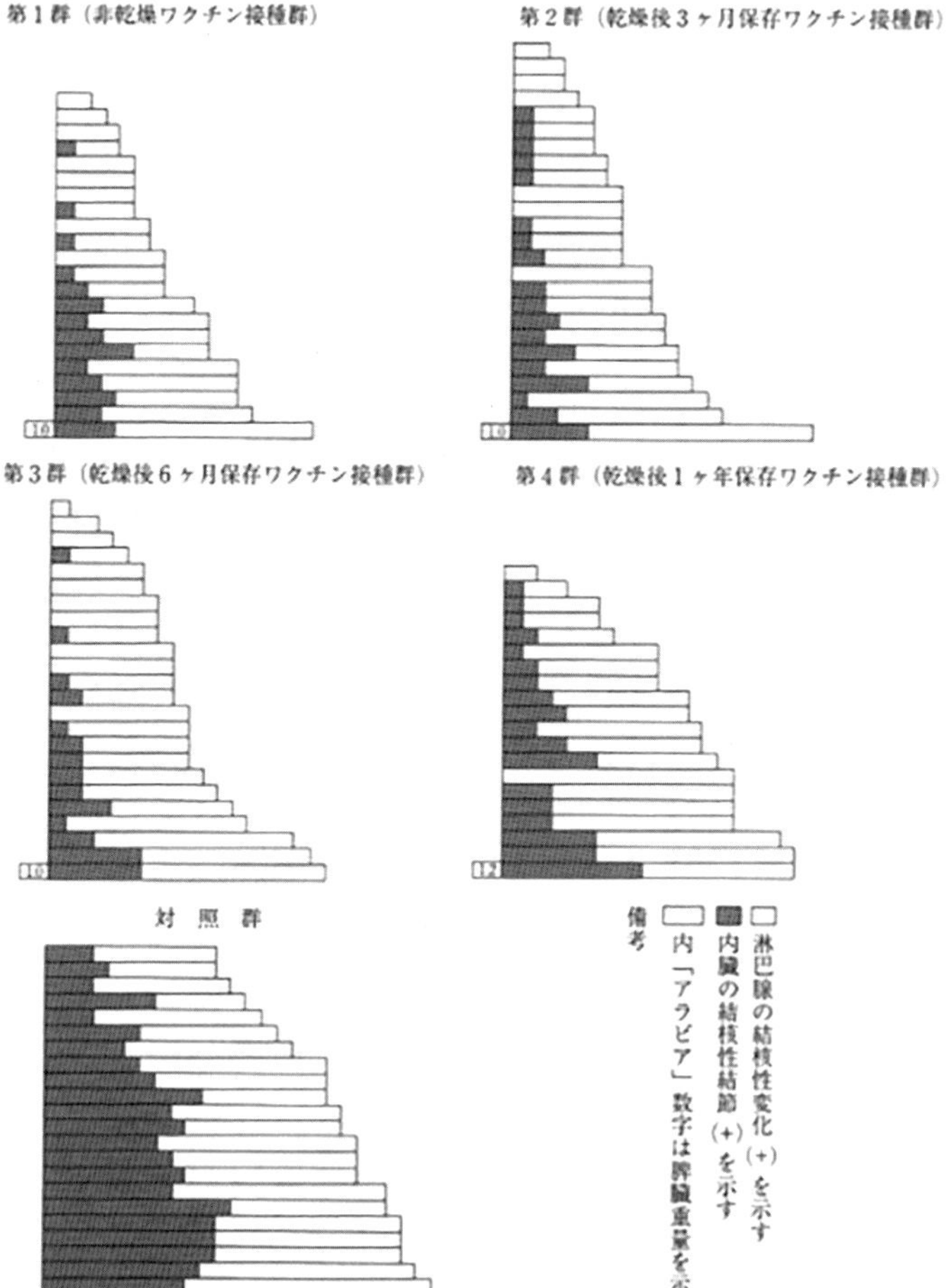

林武夫「BCG乾燥ワクチンに関する研究、第２編免疫試験」（陸軍軍医学校防疫研究報告、2005）

5 乾燥ワクチンの人体接種（治験ではない）

乾燥ＢＣＧワクチンの開発により、ＢＣＧワクチンを室温で長期間保存可能になりました。１９４２年秋から１９４４年４月までの1年半、乾燥ワクチンの発病率についての人体実験が急ピッチで行われました。３ヶ月保存のものは１４１人、６ヶ月保存のものは97人です。乾燥ワクチンの発病率は３ヶ月保存のものでは３・５％、６ヶ月保存のものでは５・１％でした（表34）。ただしこの時の発病率とは乾燥ＢＣＧワクチン接種後一定時間おいて結核菌を投与したものです。しかもたった２３８人の人体接種で１９５１年からの強制ＢＣＧ接種がはじまり、今も行われています。強制接種以降、治験と言えるものは行われていませんし、今後も行われる見通しもありません。

（表34）乾燥BCGの人体実験

人体実験数	乾燥ワクチン	発病数	発病率
141人	3ケ月保存	5	3.5%
97人	6ケ月保存	5	5.1%
238人			

『読売新聞』（1951年11月９日）

6 ツベルクリン液の効果喪失

柳澤謙の『わが一生の思い出』によれば「終戦直後にはツベルクリン液を入れるアンプルもないし小瓶もないので探すのに一苦労した。暫く30cc入る小瓶とコルク栓を探してきて（略）各地に配布したのであるが、このツベルクリンの力価が弱い。という非難が至るところから耳にはいった。（略）この低下はツベルクリンの活性因子が吸着されたためであることがその後詳細な研究で判明した。」。昔からツ反の力価は結核菌で感染させた子どもの背中を使って測定してきました。

1951年アメリカのＮＩＨ（アメリカ国立衛生研究所）を訪れてからは協力者に対しては1人10ドルくらい謝礼を支払ったといいます。

7 ＢＣＧ騒動

1951（昭和26）年ＢＣＧ接種は結核予防法に組み入れられ、30歳未満の国民に年1回ＢＣＧを実施するという強制的なものになりました。しかもＢＣＧワクチンは乾燥ワクチンに切り替えられました。日本学術会議の第7部会（医学）の塩田広重ほか13名の有志が厚生省に「BCGの中止」を申し入れました。

こうした動きによりBCGは大きな社会問題となりました。ところが13人の有志のうち人体実験に関与していた戸田忠雄は強制接種に賛成の立場をとりました。しかしツベルクリン液は作り直す必要ありと主張しています。他の有志はツベルクリン反応が陽性になる割合は20%ほどしかなく接種局所の大きな潰瘍が持続すると主張しました。

強制接種に賛成した人たちはBCGの人体実験に協力した面々でした。柳澤謙は東大卒業後、BCGの開発に取り組み、結核の多発する軍のなか（嘘の証言）で乾燥ワクチンの開発までたどり着いたことを自負しています。

塩田広重他12名の有志は『結核予防接種に関する報告書』を読む機会すら与えられなかった可能性があります。BCGの強制接種の導入される過程で多くの論議が巻き起こったにもかかわらず、なぜ『結核予防接種に関する報告書』が問題にされなかったのか不思議でなりません。1943（昭和18）年出版の『報告書』は「50部しか印刷出来なかったので関係者以外の手許に行きわたらなかったから、戦後、結核予防会でそのまま印刷して広く配布した。」と柳澤謙の遺稿集『わが一生の思い出』に書かれています。

十四、結　語

１９３１年から１９３７年の背蔭河の人体実験はいわゆる細菌兵器（ペスト、ガス壊疽など）の開発ではなく、自国の結核問題を解決するための人体実験であったという結論に達しました。石井四郎は細菌戦の研究と言いながら、結核の予防（ＢＣＧ）の研究に邁進していたと思われます。

１９８１年11月、７３１部隊員の聞き取り調査をもとに執筆した森村誠一のベストセラー『悪魔の飽食』は背蔭河の実験を考える上でかかせない文献です。森村氏によると「ハルピンに細菌戦秘密研究所が置かれたのは１９３３年です。はじめはハルピン市東南方拉賓線上の小駅背蔭河にあって、部隊の性格を秘匿するために『東郷部隊』と呼ばれた。『東郷部隊』は１９３８年にいたって大規模な秘密部隊に変貌する。この年の６月13日ハルピン中心部から南へ約20キロの地点に当時浜江省平房と呼ばれる町に隣接して、関東軍の特別軍事地域が設定されていた。」。

一般的に言われる細菌戦が始まったのは１９３８年からのことです。「実験医学雑誌、雑報22巻、4号」によれば伝染病研究所所員の石光、中込が陸軍技師に任ぜられ、北満石井部隊にそれぞれ3月31日、4月2日に赴任します。石光とは石光薫（東大、1920年卒）、中込とは中込亘（東大、1927年卒）のことです。中込亘は1938年8月18日殉職しています。

また細菌戦研究に詳しい常石敬一は1995年『七三一部隊（生物兵器犯罪の真実）』で「石井の中国の活動は、1931年の奉天（現在の瀋陽）の郊外での柳条湖事件を発端とする戦争とともに開始された。5年間の人体実験を含む準備活動を経て1936年、731部隊の正式発足を迎えた。」と書いています。その5年間に、どんな人体実験が行われたかを明らかにしていません。

また常石氏の2011年『結核と日本人』では、結核予防会で『結核予防接種に関する報告書』を閲覧していますが、「BCGの結核予防」をテーマにしているこの小冊子が人体実験集であることを見逃しています。小冊子は53頁ですが常石氏が見せられたものは41頁だったと言います。

さらに結核予防会の中でも強烈なBCG推進論者の戸井田一郎（東大医学部、1953年卒）も『日本におけるBCGの歴史（非売品）』のなかで『報告書』では「著者は某委員のサインのある謄写版刷りの原本（付表と附図に一部欠落あり）のゼロックス・コピーと結核予防会の復刻版を所蔵している。この予防会復刻版はＢ５版で、序、目次、本文12頁、付表と附図を合わせて41頁の小冊子で……」と書いています。私も結核予防会に資料の閲覧を要求しましたが、資料の取り寄せは拒否されました。

２０２２年、常石氏最後の作品『７３１部隊全史』では「（林武夫の）実験は全て海猽《かいめい》（モルモット）にＢＣＧを投与し、一定の期間後、結核菌を投与した結果を述べている」とし、「乾燥ＢＣＧの医薬品としての認可は動物実験だけで強行された」とも述べています。ただ林武夫の実験結果ではヒストグラムだけでなく解剖所見も追加されています。このためＢＣＧに結核予防効果のあることが容易に判断でき、この実験動物はモルモットではなく全てヒトだとわかります。常石氏の結論は結核予防会に忖度したもので、７３１部隊研究家の最後の作品としてはあまりにも悲しい結論です。

１９３２年１月からは大量のモルモットの解剖がされていることになっていますが、国内には未だ日本語のモルモットの解剖書はありません。

唯一モルモットをつかった結核予防の実験は、１９３５年の「実験医学雑誌」に掲載された柳澤謙の「ＢＣＧの実験的研究（第１回報告）」のみです。

『結核予防接種に関する報告書』には斃死、逃亡39人の記載があり、背蔭河で捕虜の逃亡事件があったと考えられ、遠藤三郎の日記には「１９３３年（昭和８）10月28日㈯晴昨夜半、石井軍医正（少佐）より電話があり。細菌試験の準備一大頓挫を来せりとのことゆえ実情調査のため午前九時半哈市（ハルビンの略）へ行き、石井軍医正と同乗し拉林《らーりん》に赴き施設の大要を見、かつ実情の説明を聞き各種の障害を打破して邁進するを可とす、との判決を与え午後3時帰隊す（脱走事件があり、動揺した石井は今後のことを遠藤と相談したと考えられる）。」と書かれていました。

逃亡事件の規模を明らかにすべく文献検索を行いました。調査結果では「ＢＣＧ研究棟」からは１９６人、「結核発病率観察棟」では２４２人合計４３８人という大量の脱走者が確認されました。脱走者は三つの工場から脱走した人たちで、逃走後の行方は不明です。また『報告書』には脱走日の日時、人数は簡単に解明できないように巧妙に書かれています。

７３１部隊研究家の西里扶甬子氏の紹介で背蔭河の脱走事件について書かれている著作があるというので急遽買いました。著者は川村一之氏です。『七三一部隊１９３１－１９４０「細菌戦」への道程』のなかでマルタの脱走事件が発生したのは「１９３４年９月28日のことで脱走事件の日を特定したのは、７３１研究家の常石敬一である」といいます。脱走日の一致はなく川村氏は脱走者が何の実験に供されていたのか明らかにしていません。

背蔭河は要塞のようなところですから数人で数回にわけて脱走することは不可能です。大量に機を見て一気に逃亡するしかありません。

細菌戦の研究には一定の医学知識が必要です。731部隊研究家と自称している、加藤哲郎氏は『「飽食した悪魔」の戦後』のなかで「結核は（戦前・戦後）の日本で死亡率最高の国民病・亡国病と言われたが、サムスがもたらしたツベルクリン検査・BCG接種、それにストレプトマイシンやペニシリン療法の導入が進み、1951（昭和26）年結核予防法が制定される。」などと述べ、日本の医学史には明るくないようです。

我が国のBCG接種は1942（昭和17）年に始まっています。このBCGワクチンは人体実験によって日本で開発されたものです。1972（昭和47）年沖縄は日本に返還されました。その2年後BCG接種が行われました。アメリカ占領中に沖縄ではBCG接種は許可されませんでした。

結核予防会は、1939（昭和14）年5月22日正式に発足し、はじめはBCGワクチンの製造も行っていました。

1952（昭和27）年10月からは民間企業（天下り企業）である「日本ビーシージー製造株式会社」で行うことになりました。その後世界100ヶ国以上に輸出まで行うようになり、2014（平成26）年には毎年5000万人分を超えるようになっています。

先進国ではＢＣＧワクチンを中止しつつあるにもかかわらず、わが国では非人道的行為によって作られたＢＣＧワクチンを延々と使い続けて、輸出まで行い利潤を追求し続けています。結核予防会会長の故青木正和氏は「予防会創立70周年を迎えるにあたって」の投稿でＢＣＧワクチンの見直しを訴えています。しかし未だ見直しの気配さえありません。

戦後日本は細菌戦のデータをアメリカに引き渡すことで細菌戦の免責を得ました。しかし結核菌は細菌戦とは無縁の代物ですが結核の人体実験も免責されました。

背蔭河の結核の研究（１９３１〜１９３７年）、その後１９３４年からは満州国衛生技術廠での研究で、終戦直前（１９４４年春）には乾燥ＢＣＧワクチンを完成しています。結核予防の人体実験は概算すると７０００人をはるかに超える満州の子どもたちを大量虐殺しています。

背蔭河の手始めの基礎実験（４１５例の二木秀雄の報告）だけでお茶を濁すような問題ではありません。ずるく切り抜けたのは第6代東大付属伝染病研究所所長の宮川米次の差し金と考えます。しかし７０００人をはるかに超える大量虐殺の証拠は全て文献に残っています。日本学術振興会や結核予防会はただちにＢＣＧを中止し、改めて大量虐殺の事実を公表する必要があります。

参考文献

日本学術振興会第8小（結核予防）委員会『結核予防接種に関する報告書』（財団法人結核予防会・1943）
『日本医学博士録』（東西医学社・1944）
『日本医学博士録』（中央医学社・1954）
『陸軍軍医学校五十年史（復刻版）』（不二出版・1988）
柳澤謙『わが一生の思い出――柳澤謙遺稿集』（鹿島出版〈非売品〉・1983）
野邊地慶三・柳澤謙ら「ツベルクリン反応検査方法に就いて（第1報）」（厚生科学・1940）
野邊地慶三・柳澤謙ら「ツベルクリン反応検査方法に就いて（第2報）」（厚生科学・1941）
佐藤秀三・柳澤謙ら『医学講演会講演集（第1冊）』（実験治療社・1941）
今村荒男・佐藤秀三「第五回日本結核病学会、宿題報告」（結核・5・1927）
関口蕃樹・坂口康蔵『結核殊に肺結核』（診断と治療社・1933）
柳澤謙『結核とツベルクリン反応』（日本医書出版・1947）
柳澤謙『BCGとツベルクリン』（日本臨床社・1947）
美馬聰昭『検証・中国における生体実験』（桐書房・2013）

宮武剛『将軍の遺言（遠藤三郎日記）』（毎日新聞社・１９８６）
遠藤三郎『日中十五年戦争と私——国賊・赤の将軍と人はいう』（日中書林・１９７４）
砂原茂一・上田敏『ある病気の運命』（東京大学出版会・１９８４）
『ＢＣＧに関する会議録から（第12回国会参議院厚生委員会）』（医学のあゆみ・１９５１）
矢追秀武『私の70年史』（メディカルカルチャー〈非売品〉・１９６５）
柳澤謙「ＢＣＧの実験的研究（第1回報告）」（実験医学雑誌・１９３５）
柳澤謙・安藤啓三郎「ＢＣＧの実験的研究（第2回報告）」（実験医学雑誌・１９３７）
林武夫「第４５２号、ＢＣＧに関する実験的研究・第1編　各種接種法ニ依ル免疫試験」（陸軍軍医学校防疫研究報告・不二出版・第5冊・２００５）
林武夫「第６１０号、ＢＣＧに関する実験的研究・第2編　超音波ワクチンニ依ル免疫試験」（陸軍軍医学校防疫研究報告・不二出版・第7冊・２００５）
林武夫「第６１２号、ＢＣＧに関する実験的研究・第3編　保存ワクチンヲ以テセル免疫試験」（陸軍軍医学校防疫研究報告・不二出版・第7冊・２００５）
林武夫「第８４３号、ＢＣＧに関する実験的研究・第4編　乾燥ワクチンニ依ル免疫試験」（陸軍軍医学校防疫研究報告・不二出版・第7冊・２００５）
林武夫「第８４６号、ＢＣＧ乾燥ワクチンニ関スル研究・第2編　免疫試験」（陸軍軍医学校防疫研究報告・不二出版・第8冊・２００５）
内藤良一『老ＳＬの騒音』（「ミドリ十字30年史」・株式会社ミドリ十字・１９８０）

日本統計協会『日本長期統計総覧、第5巻』（日本統計協会・1988）
美馬聰昭『BCGと人体実験』（あけび書房・2019）
矢追秀武「超音波の生物に及ぼす影響（総説）」（実験医学雑誌・962〜971頁・1934）
「雑報」（実験医学雑誌・18巻10号・1934）
「雑報」（実験医学雑誌・21巻6号・1937）
「雑報」（実験医学雑誌・22巻4号・1938）
「雑報」（実験医学雑誌・22巻7号・1938）
『読売新聞』（1951年11月6日付）
兼松・戸井田一郎『日本におけるBCGの歴史』（新企画出版〈非売品〉・2009）
常石敬一『七三一部隊――生物兵器犯罪の真実』（講談社現代新書・1995）
常石敬一『日本人と結核』（岩波書店・2011）
常石敬一『731部隊全史――石井機関と軍学官産共同体』（高文社・2022）
加藤哲郎『「飽食した悪魔」の戦後』（花伝社・2017）
西野留美子『七三一部隊のはなし』（明石書店・1994）
川村一之『七三一部隊1931―1940「細菌戦」への道程』（不二出版・2022）
森村誠一『悪魔の飽食』（角川文庫・1983）
森村誠一『新版・悪魔の飽食』（角川文庫・1983）
森村誠一『続・悪魔の飽食』（角川文庫・1985）

美馬　聰昭（みま　さとあき）

1946年1月29日生まれ
1971年3月札幌医科大学卒業
内科学会認定医、肝臓学会指導医

BCGの闇
―医学界が隠し続ける真実―

2024年11月8日　初版第1刷発行

著　者　美馬聰昭
発行者　中田典昭
発行所　東京図書出版
発行発売　株式会社 リフレ出版
〒112-0001　東京都文京区白山5-4-1-2F
電話（03）6772-7906　FAX 0120-41-8080
印　刷　株式会社 ブレイン

ISBN978-4-86641-799-8 C0047
Printed in Japan 2024